頭痛は消える。

清水俊彦

ダイヤモンド社

プロローグ

頭痛対策はビジネススキル

頭痛は、もっともポピュラーな国民病!?

悩みやストレスが多いことを「頭痛のタネが尽きない」などと言いますよね。

仕事や人間関係などのストレスはもちろん、1日中座りっぱなしのオフィスワーク、不規則で偏った食生活など、現代人の生活には精神的・肉体的ストレスがいっぱい。文字通り「頭痛のタネ」に囲まれて暮らしているようなものです。

実際、慢性的な頭痛に悩まされている日本人は約4000万人にのぼると言われており、3〜4人集まれば必ず1人は頭痛持ちという計算です。国民病と言われる糖尿病の患者数は約950万人、腰痛に悩んでいる人は約1000万人と言われていますから、糖尿病や腰痛よりはるかに身近な国民病と言えるでしょう。

ところが、これほどポピュラーな病気であるにもかかわらず、自分の頭痛の原因は何なのか、どうすれば予防できるのか、きちんと理解している人はほとんどいません。この本を手にしてくださったあなたも、原因や対処法・予防法がよくわからないまま、つらい頭痛に耐えてきたのではないでしょうか？

中には、「病院へ行っても〝ただの頭痛〟と言われて頭痛薬を処方されるだけ」と、すっかりあきらめている人もいるかもしれませんね。

個人的には、〝ただの頭痛〟などという言葉こそ、慢性的な頭痛に悩む人がいっこうに減らない原因のひとつだと思っているのですが、頭痛の専門医でない限り、医師ですら「とくに悪いところはない」「疲れがたまっているのでしょう」と頭痛の根本的な原因と診断を見過ごしてしまうケースが少なくありません。

しかし、これだけは最初にはっきりとお伝えしておきます。

頭痛は単なる症状などではありません。れっきとした病気です。

まして、慢性的な頭痛は繰り返すたびに悪化したり、別の病気の引き金になったりしかねない、決して放置してはいけない病気です。

また、ガマンを美徳とする日本人とはいえ、つらい時は「病気というほどではない」とガマンなんてしないでください。「どうせ治らないから」というあきらめや思い込みも、キッパリ捨ててしまいましょう。

それが、つらい頭痛から解放されるための第一歩なのです。

女性にいちばん多いのは片頭痛

女性なら、誰でも一度くらいは、月経の前後にこめかみがズキンズキンと脈打つような片頭痛に襲われたり、吐き気や腹痛、下痢や便秘になったりという経験があるのではないでしょうか？

慢性的な頭痛の中でも、とくに女性に多いのは、この片頭痛です。

現在、日本では約８４０万人が片頭痛に悩まされていると言われていますが、その男女比は１：４と女性のほうが圧倒的多数を占めています。このことからもわかるように、片頭痛は女性ホルモンと非常に深い関係があるのです。

そもそも、片頭痛は、セロトニンという脳内物質が増えたり減ったりした結果、脳の血管が異常に広がり、脳内でもっとも太い神経である三叉神経（さんさしんけい）が圧迫されることで起こります。

セロトニンは、女性ホルモンのひとつエストロジェンの分泌量に連動して増減する傾向があります。そのため、月経の前後にエストロジェンの分泌が急激に増減するとセロトニンの分泌も増減し、頭痛が発生しやすくなるというわけです。

「子どもの頃からずっと片頭痛に悩まされてきたのに、妊娠中はウソのように片頭痛にならなかった」という人が多いのもそのためです。

といっても、女性ホルモンのバランスには個人差があるため、すべての女性が片頭痛になるわけではありませんし、月経の前後だけに発生するわけでもありません。週に1〜2回片頭痛に悩まされる人もいれば、「若い頃には一度も片頭痛にならなかったのに、更年期以降、突然片頭痛に悩まされるようになった」という人もいます。中には生涯一度も片頭痛に悩まされない女性だっています。

また、最近は、不規則な生活や食生活の偏り、ストレスや過激なダイエットなどで、女性ホルモンのバランスが乱れてしまう女性が多く、こうした生活習慣が片頭痛を誘発してしまうこともあります。見方を変えれば、片頭痛はカラダの状態を知るためのサインとも言えるでしょう。

月経のメカニズムやリズムをしっかり理解して逆手にとれば、つらい片頭痛を、より美しく健康的に生きるチャンスに変えることだってできるのです。

働く女性の4割が頭痛持ち！

さて、いくら女性が片頭痛を起こしやすいといっても、近年、それだけでは説明のしようがないほど、頭痛に悩む女性が急増し続けています。

ある調査によれば、「自分は頭痛持ちだと思う」と答えた女性は全体の約4割。管理職の女性だけでみると、半数以上が慢性的な頭痛に悩んでいることがわかります。

また、男女とも頭痛は働き盛りの30〜40代がもっとも多いのですが、男女を比べてみると、女性は男性の2倍以上も多くの人が、頭痛に悩まされていることがわかります。30〜40代といえば、仕事はもちろん、育児ももっとも忙しい時期です。仕事だけでなく、家事や育児の負担も大きい女性は、男性よりもずっと大きな肉体的・精神的ストレスを抱えているということなのでしょう。

「女性の活力があってこその経済成長」(内閣府)と言われる中、日本の未来にとっても、女性の頭痛は放置できない由々しき問題と言えるのではないでしょうか。

働く女性に聞きました 1
「自分を頭痛持ちだと思いますか?」

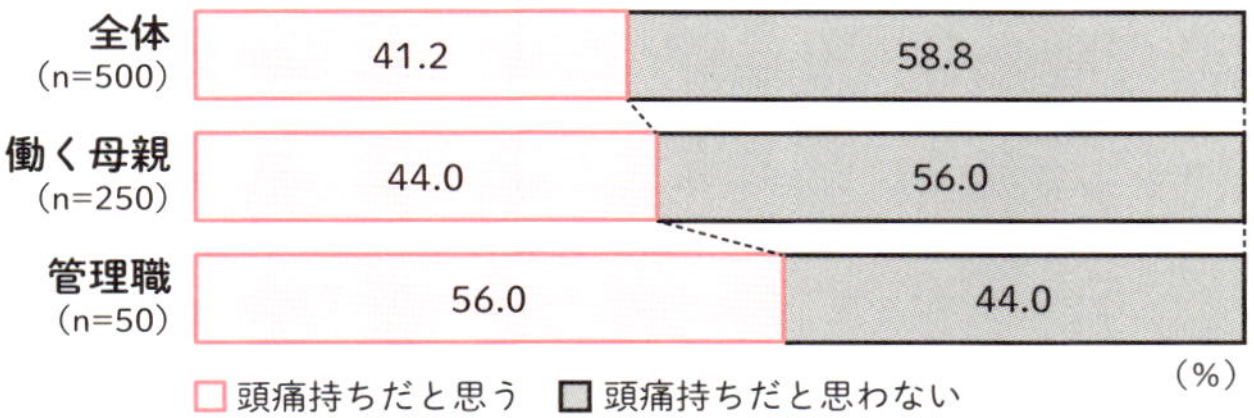

第一三共ヘルスケア「女性の社会進出と頭痛に関する意識と実態調査」より

「頭痛持ち」であることを自覚している女性は40%を超えており、管理職の女性に至っては56%にものぼる。

働き盛りの年代ほど頭痛に悩んでいる

―― 頭痛を訴える人の男女年代別グラフ ――

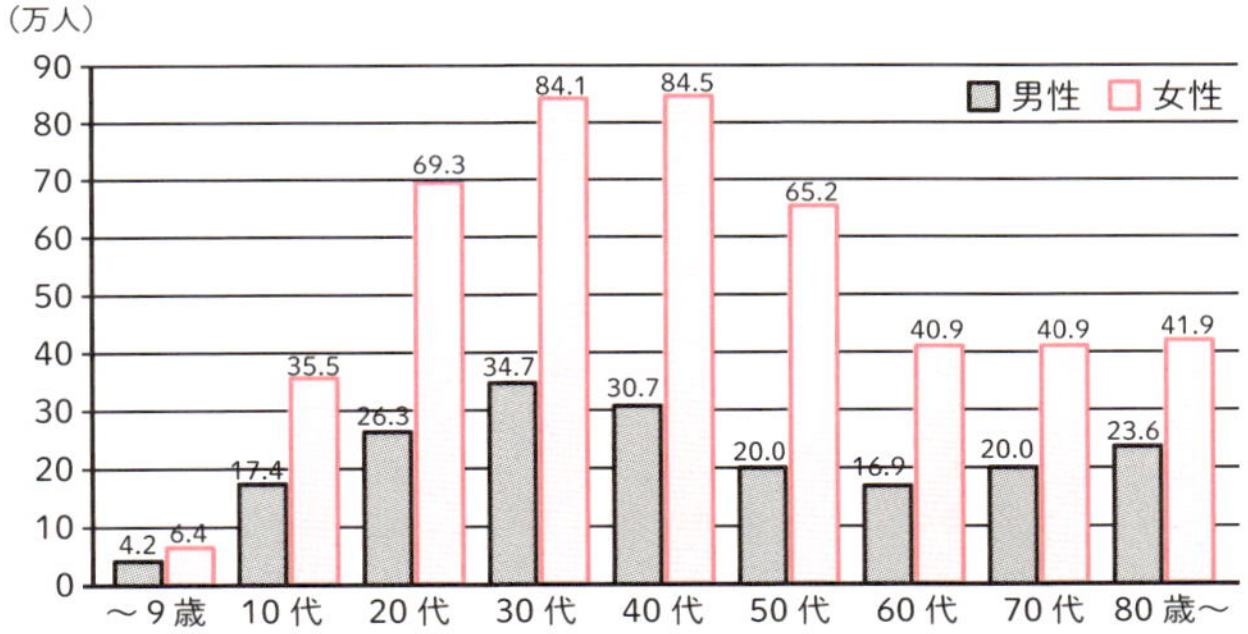

平成25年厚生労働省「国民生活基礎調査」より

男女ともに、働き盛りの30代～50代が頭痛に悩んでいるが、とくに女性は男性の2倍以上になっている。

女性の頭痛の頻度が年々増加している!?

私の頭痛外来を訪れる患者さんたちも、やはりその大半は働く女性たちで、その数は年々増え続けています。しかし、それよりも心配なのは、彼女たちの頭痛の頻度が、ここ数年で急増していることでしょう。

冒頭で述べたように、慢性的な頭痛は単なる症状などではなく、れっきとした病気です。

病気なのですから、放置していたら慢性化し、徐々に悪化してしまうのは当たり前です。ところが、このままでは、いつ心身が限界を超えてしまっても不思議はない、というところまでガマンしている女性も少なくありません。

本当は、そうなる前に受診していただきたいのですが、もし、週に1〜2度以上のペースで頭痛に悩まされているとしたら、それはもう完全に生活習慣の見直しや、ときに本格的な治療が必要なレベルの頭痛です。

あなたはどうですか？　以前より頭痛の頻度が増えていませんか？

働く女性に聞きました 2
「過去1年間にどのくらいの頻度で頭痛がありましたか?」

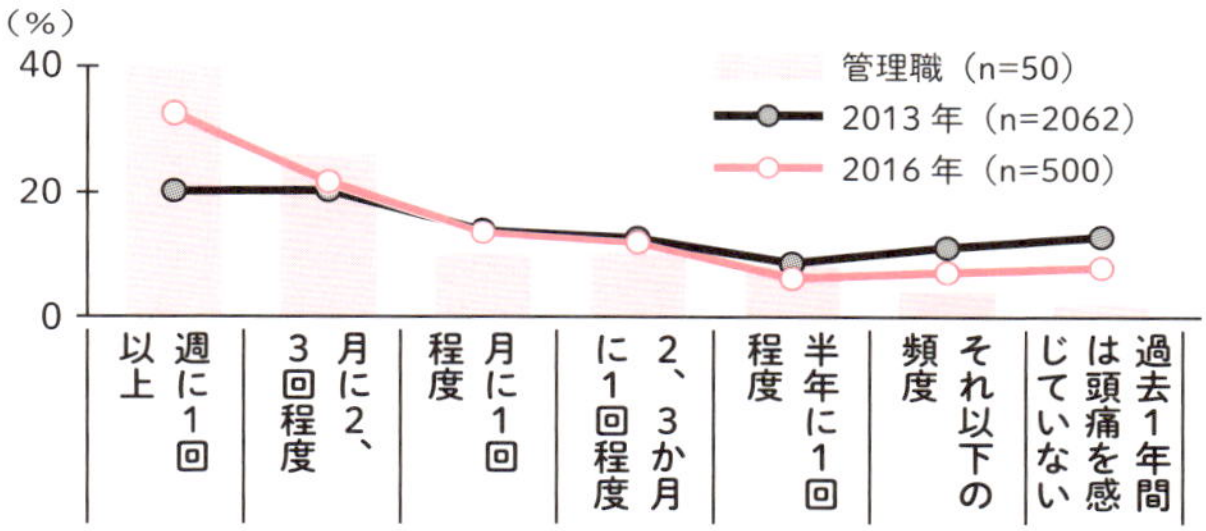

第一三共ヘルスケア「女性の社会進出と頭痛に関する意識と実態調査」より

「月 1 回以上」の頭痛に悩まされている人の合計は、「2013 年 54.6%⇒2016 年 67.4%」と、3 年前より頭痛の頻度が高まっていることがわかる。ちなみに、「1 年間に頭痛を感じた日(平均日数)」は、全体で 56.6 日だが、管理職では 77 日にのぼり、管理職女性ほど頭痛に悩んでいることが顕著だ(16 年調査)。

働く女性に聞きました 3
「1年前に比べて、頭痛を感じる頻度は変化しましたか?」

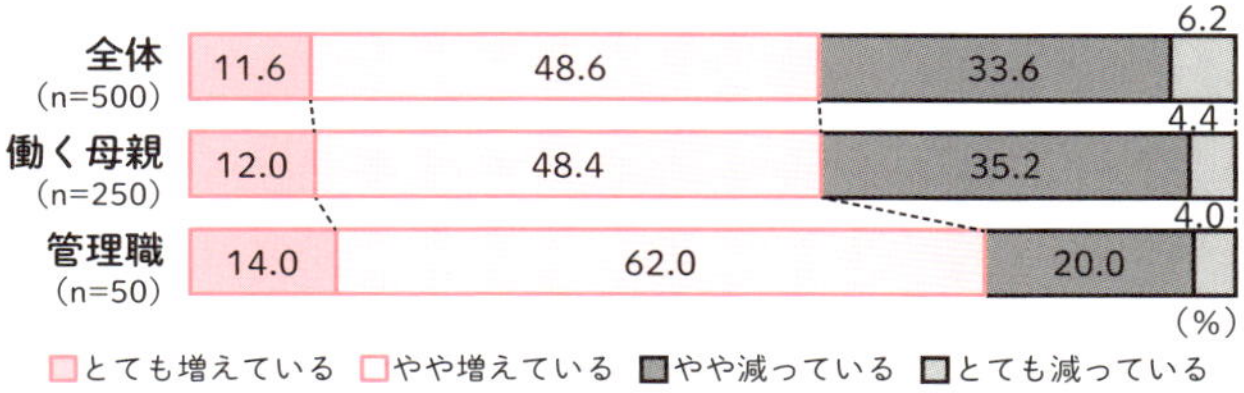

第一三共ヘルスケア「女性の社会進出と頭痛に関する意識と実態調査」より

頭痛頻度が「増えている」人の合計は、全体で 60.2% にのぼり、管理職に限ると76%にもなる。この結果からも、管理職女性ほど頭痛に悩んでいることが顕著だ。

明らかになってきた、本当は怖い頭痛の真実

子どもを産む性である女性は、男性よりも痛みに対する耐性が強いせいか、「まだ頑張れる」「もっと頑張れる」と過信してしまい、倒れて初めて自分の限界を知る、ということがよくあります。

そういう女性たちに警鐘を鳴らすある事実が、最近の研究で明らかになってきました。

それは、「片頭痛に限らず、慢性的な頭痛はすべて脳に異常な興奮をもたらす疾患である」ということです。

では、脳の異常な興奮状態を放置すると、どうなってしまうのでしょう?

たとえば片頭痛の場合、月経の前後などにセロトニンが急激に増減し、血管が拡張して神経を圧迫することで発生します。

脳の興奮状態を放置すると、セロトニンの増減に関係なく興奮状態が慢性化し、ささいな刺激でも頭痛の発作が起きたり、脳が誤作動を起こして耳鳴りやめまい、

不眠、イライラや抑うつなどを引き起こしてしまうようになるのです。

また、ふだん私たちはあまり意識していませんが、心拍数や体温、血圧や血糖値なども、脳からの指令でリズミカルに上がったり下がったりを繰り返していま す。

脳が興奮状態にあると、こうした働きにも誤作動が生じ、カラダにもさまざまな悪影響が生じ始めます。

このような「脳の異常な興奮状態」によって起こるさまざまな不調は、現在では「脳過敏症候群（のうかびんしょうこうぐん）」と呼ばれ、医学のさまざまな分野で注目されています。

ですから、「たかが頭痛」と放置するなんて、とんでもない！

頭痛の「痛み」だけを抑え続け、頭痛薬の使用過多になるのも危険です！

脳の興奮状態がそのまま続くと、長年の間には命にかかわる病気に結びついてしまうかもしれません。

頭痛とは、それほど奥深い病気だということを、しっかり理解しておきましょう。

もし頭痛がなかったら……

慢性的な頭痛は、人生そのものにも大きな影響をおよぼします。頭痛さえなければ、「もっと仕事ができるのに」「もっと人生を楽しめるのに」と思ったことはありませんか？

頭痛は他人には理解されにくい痛みだけに、ガマンしていると「ときどき怖い顔になる気難しい人だ」と誤解されたり、本当に寝込んでいるのに「頭痛くらいで休むなんて」と言われて悔しい思いをした経験がある人もいるでしょう。

頭痛のせいで恋人やパートナーとギクシャク……というのも、よく聞く話です。ラブラブのうちはお互いを思いやって乗り越えられるかもしれませんが、付き合いが長くなってくると、小さな不満や行き違いが積み重なっていくものです。

だからこそ、頭痛持ちの人には「ガマン強い努力家」や「他人の痛みがわかるいい人」が多いのかもしれませんが、裏をかえせば、頭痛はそれほど人生に大きな影響を与えてしまう存在なのです。

頭痛持ちの女性に聞きました（n=206）
「もし頭痛がなかったら、日々の充実度は高まりますか？」

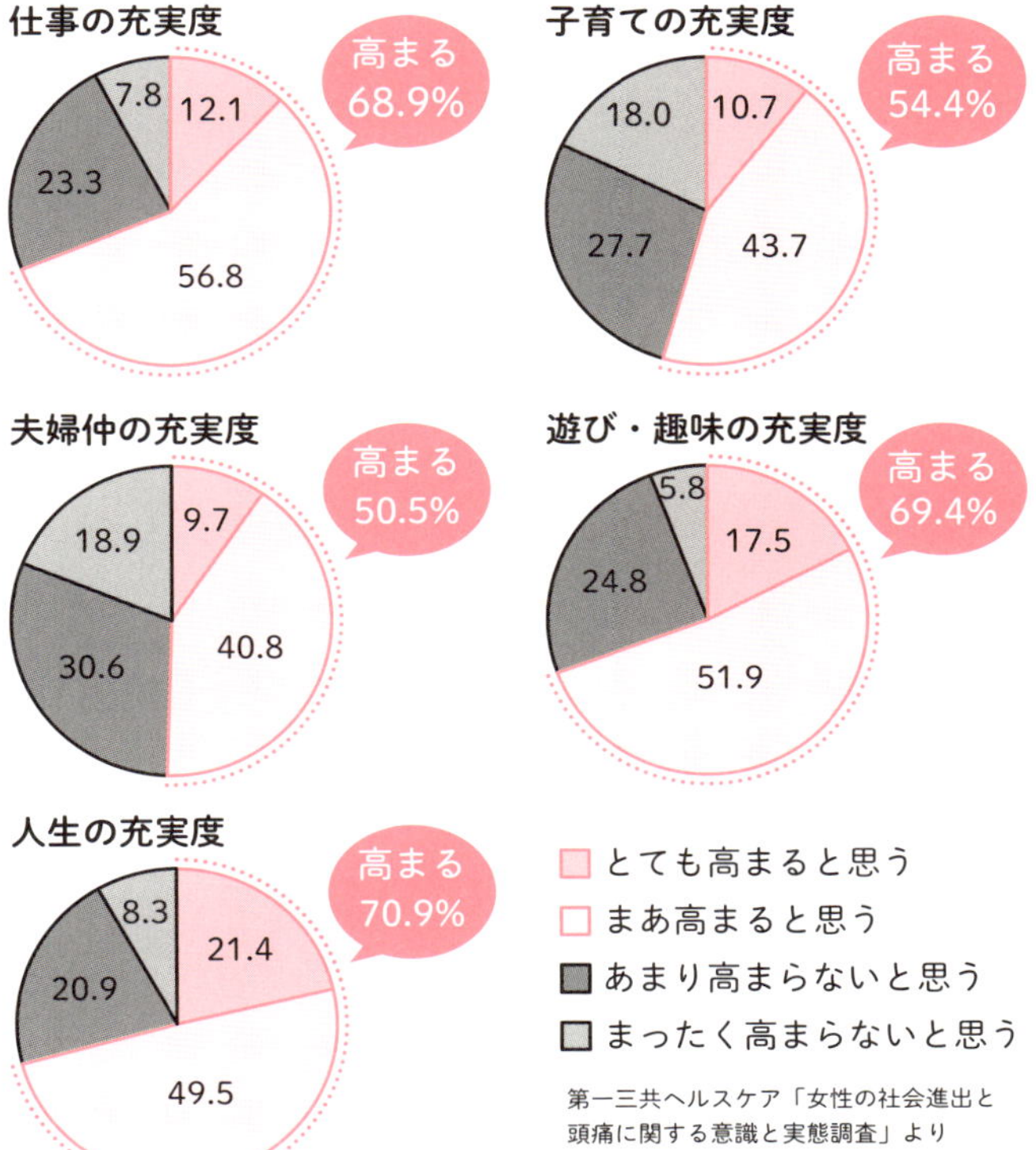

第一三共ヘルスケア「女性の社会進出と頭痛に関する意識と実態調査」より

全ての項目において、「頭痛がなかったら、充実度が高まると思う」人が半数以上を占めている。充実度を上げるためにも、頭痛を起こさない生活習慣を身につけてほしいもの。

正しい知識が頭痛持ちを救う！

近年、慢性頭痛の原因やメカニズムの解明が飛躍的に進み、痛みをブロックするだけでなく、脳の興奮状態を抑えながら頭痛を鎮める薬も登場しています。おかげで、昔はただガマンするしかなかった慢性頭痛も、「セルフコントロールできる病気」となっています。

まず、自分の頭痛の正体を知るためにも、慢性頭痛にはどんな種類があって、それぞれどんな特徴があるのか、基本的な知識を身につけておきましょう。

頭痛は、検査をしてもとくに病変が見つからない「一次性頭痛」と、何らかの病気の症状として起こる「二次性頭痛」の2つに大きく分けられます。このうち、何度も繰り返し起こる慢性頭痛は一次性頭痛に分類されます。

ただし、群発頭痛は10：1の比率で男性に多い頭痛です。女性の慢性頭痛のほとんどは、片頭痛か緊張型頭痛のいずれか、もしくは両者の併発である可能性が高いと覚えておきましょう。

頭痛には、いろんなタイプがあります

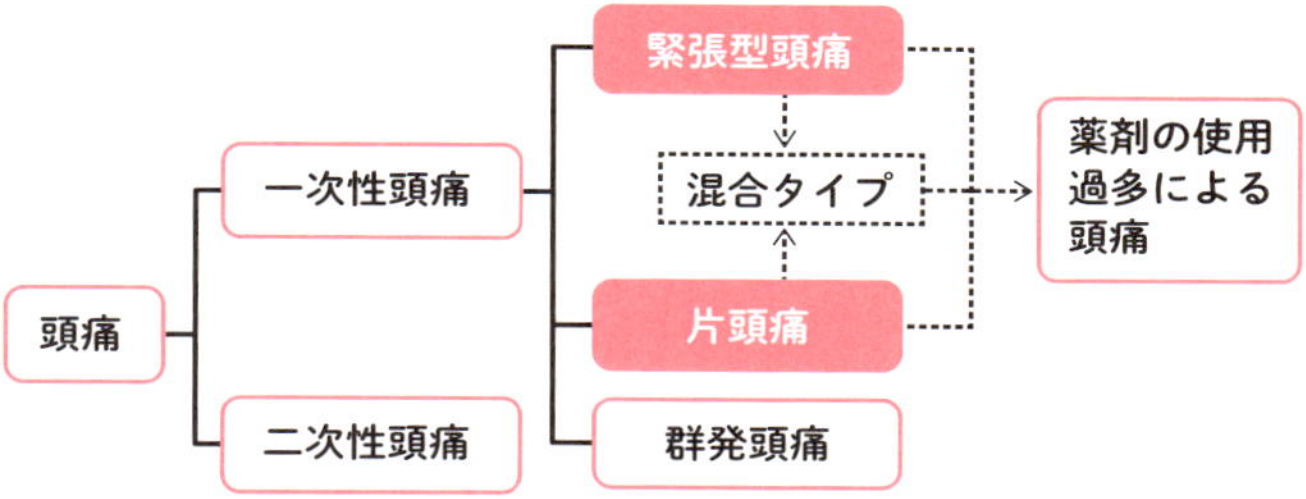

【一次性頭痛（慢性頭痛）】

頭部CTスキャンやMRIなどの検査をしても、とくに病変が見つからない頭痛。適切な方法でセルフコントロールしていれば、命にかかわるようなことはない。

●**片頭痛**　ズキンズキンと脈打つような強い痛みで、光や音、におい、気温の変化などに敏感になり、吐き気を伴うこともある。セロトニンの分泌の増減で脳の血管が急激に拡張することで血管周囲の三叉神経が刺激され、痛みが起きる。頭痛発作の前にギザギザとした光や閃光が見える「視覚前兆」が現れることもある。

●**緊張型頭痛**　神経の高まりやストレスなどで肩や首、側頭部の筋肉が緊張した結果、血流が悪くなり、頭を締め付けられているような鈍い痛みが持続的に生じ、めまいを伴うこともある。

●**群発頭痛**　じっとしていられないほど激しい痛みが一定期間毎日起こる。女性よりも男性に圧倒的に多く、片側の眼の奥にある脳に血液を運ぶ内頸動脈の異常な拡張が痛みの原因となるため、目の充血や涙、鼻水が出ることもある。

【二次性頭痛（器質的疾患が原因で起こる頭痛）】

何らかの病気の症状として起こる頭痛。器質性頭痛とも呼ばれ、クモ膜下出血や脳腫瘍など、命にかかわる重大な病気が隠れている場合もある。

才能ある敏感な女性に多い「片頭痛」

片頭痛は、頭の片側だけが痛む頭痛と思われがちですが、両側や後頭部、頭全体に痛みが生じることもあります。痛みのタイプも、ズキンズキンと脈打つのが一般的ですが、頭が締め付けられるように痛むこともあり、いつも同じ場所に同じ症状が出るとは限りません。

そのため、他の頭痛と見分けづらいのですが、もし、カラダを動かすと痛みが増幅するようなら、片頭痛だと思って間違いないでしょう。

また、光、音、におい、気温や気圧の変化などに敏感に反応し、吐き気やめまい、耳鳴りなどの症状を伴うのも片頭痛の特徴のひとつです。

このように、普通の人なら気づかないような微妙な環境の変化を察知して症状が起きてしまうのは、それだけ「敏感な脳」を持っているという証しでもあります。実際、片頭痛持ちの人は、非常に敏感で才能があり、仕事や芸術の分野で活躍する魅力的な女性が多いのも事実です。

片頭痛は「敏感な脳」の異常な興奮が原因

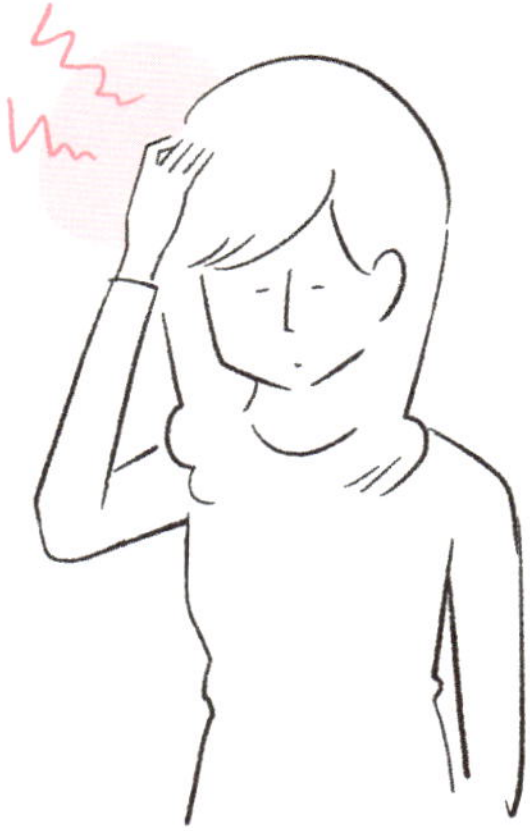

【メカニズム】

ストレスや疲労、月経などで脳内物質セロトニンの分泌が増減

↓

脳の血管が拡張

↓

三叉神経を刺激

↓

痛み

【特徴】

- □ズキンズキン、ドクンドクンと脈打つように痛む
- □片側のこめかみが痛むことが多いが、両側が痛むこともある
- □タバコや香水のにおいにも嫌悪感を覚える
- □寝込んで日常生活に支障をきたすほど痛い
- □吐き気や嘔吐、下痢を伴うことがある
- □テレビの音がうるさく聴こえる
- □カラダを動かすと痛みがさらに増す
- □蛍光灯の光がまぶしく感じる

悪い姿勢や座りっぱなしの生活が生む「緊張型頭痛」

緊張型頭痛の男女比は３：７。片頭痛ほどではありませんが、やはり女性に非常に多い頭痛で、頭や首、肩から背中にかけての筋肉が緊張し、血管が収縮して血流が悪くなることで起こります。

従来は筋力が低下して運動不足になりがちな中高年に多い頭痛でしたが、最近は１日中座りっぱなしでデスクワークをする人、スマホの画面をじっと凝視して長時間ゲームやメールをする若い世代にも目立つようになってきました。また、仕事や家事、育児などの精神的ストレスを抱える人にも多く見られます。

片頭痛と違って、頭の側面や後頭部、首筋などがギュッギュッと締め付けられるような、重く鈍い痛みで、日常生活にはあまり支障がありませんが、ほぼ毎日ダラダラと痛みが続くため、長引くとつらい頭痛です。

血管が広がって起こる片頭痛と、血管が収縮して起こる緊張型頭痛では対処法が異なりますから、間違ったケアをしないように注意しましょう。

緊張型頭痛は肩や首のこりなどで血流が悪化して起こる

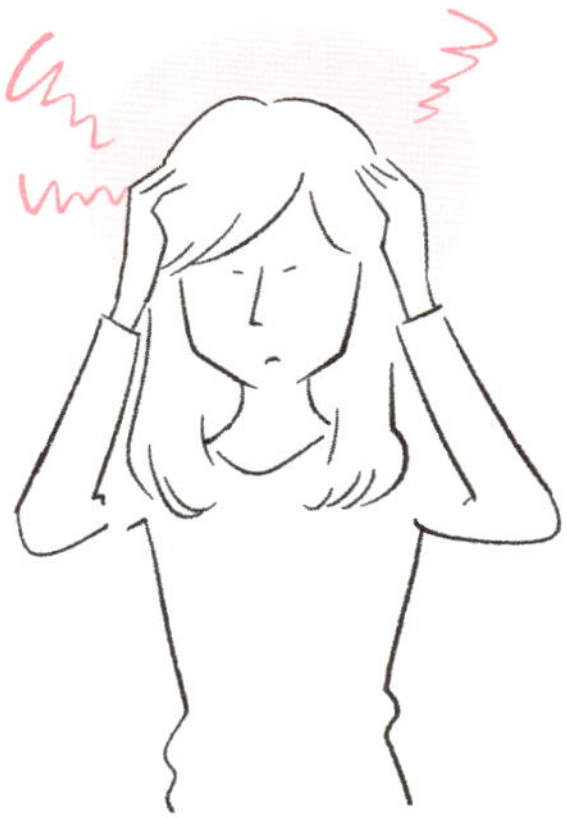

【メカニズム】

長時間の悪い姿勢や精神的ストレス

↓

頭から首、肩、背中にかけての筋肉が緊張

↓

血管が収縮（血流が悪化）

↓

筋肉の中に乳酸やピルビン酸などの老廃物がたまり、神経を圧迫

↓

痛み

【特徴】

□頭のまわりが締め付けられるように痛む

□頭が重い感じがする

□午後から夕方４時ごろにかけて症状が現れる

□ふわふわするようなめまい、ふらつきがある

□首や肩、背中に強いコリがある

□カラダを動かすと、少し楽になる

□眼精疲労がある

頭痛が消える生活習慣のコツがある！

長年頭痛に悩まされてきた人に、「生活の中のちょっとしたコツで、頭痛が消える、防げる」と言っても、すぐには信じてもらえないかもしれません。

しかし、専門家の目でそういう人たちの日常を見てみると、「これでは、頭痛が起きても仕方ない」とため息をつきたくなるような生活をしている！　というケースがほとんどです。

ともかく、慢性的な頭痛の陰には、必ず「脳の興奮状態」が潜んでいて、日常生活の中のちょっとした刺激や変化でも頭痛は起きやすいのだということを、忘れないようにしましょう。

本書では、日常生活のシーン別に「じつは、これも頭痛を招く行為だった」という典型的なパターンをたくさんご紹介していきます。その中には、今まであなたが何気なくやってきたこともきっとあるでしょう。それを一つひとつチェックするだけでも、あなたの頭痛のタネは確実に減っていくはずです！

この本の使い方

「頭痛が消える」「頭痛を起こさない」ための生活習慣を、7つの生活シーンに分けて、全部で58項目を紹介しました。見開き2ページで1項目の構成になっています。何度も読んで、実践しましょう。

生活シーンのインデックス。読みたいシーンがすぐに見つけられる

頭痛タイプ別アイコンで、自分の頭痛にあてはまる習慣が簡単にわかる。片は片頭痛におすすめの習慣、緊は緊張型頭痛におすすめの習慣、片緊は片頭痛にも緊張型頭痛にもおすすめの習慣

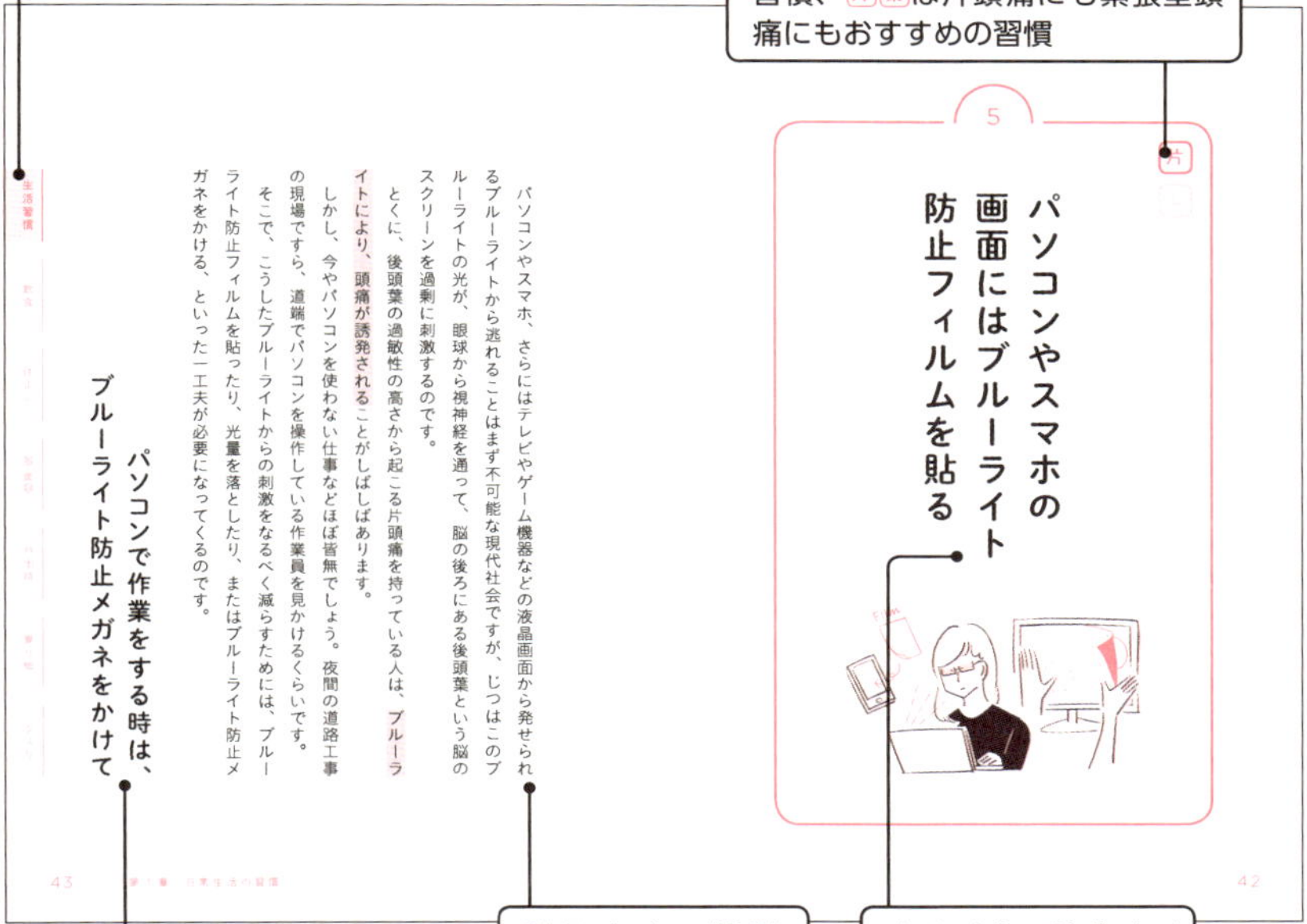

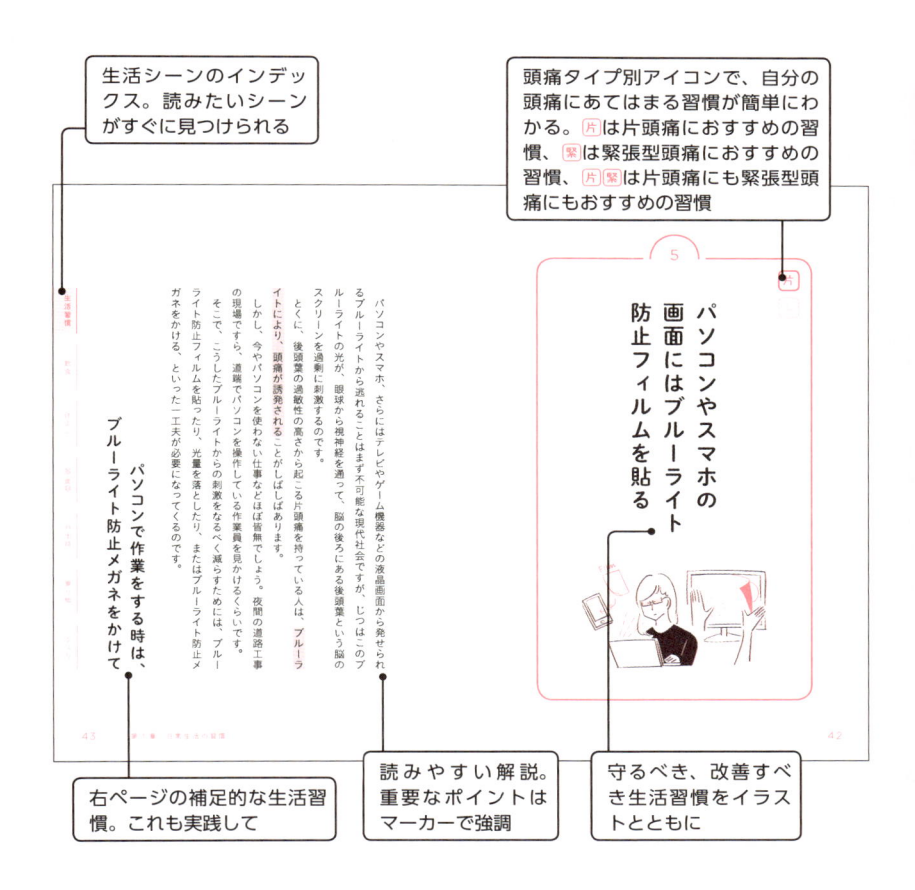

右ページの補足的な生活習慣。これも実践して

読みやすい解説。重要なポイントはマーカーで強調

守るべき、改善すべき生活習慣をイラストとともに

COLUMN

偉人や有名人には片頭痛持ちが多い

歴史上の偉人や芸術家には片頭痛持ちの人がたくさんいます。

たとえば、音楽家のベートーベンは有名な片頭痛持ちであったことが知られており、交響曲第5番『運命』をはじめとする彼の作品に転調が多いのは、作曲中に突如、片頭痛に見舞われたことから脳が異常に興奮し、何とか頭痛を閉じ込めようとしたことの表れかもしれません。

また、印象派の代表的画家・ゴッホも頭痛持ちでした。彼の作品の特徴である色合いのコントラストの強さは、自分の頭痛を悪化させる原色系の色をキャンバス内に閉じ込めようとしたものとも、受け取れるのです。実際に、有名な「夜のカフェテラス」や「カラスのいる小麦畑」といった作品は、青色と黄色の強烈なコントラストがじつに見事です。

レントゲンを発見したキュリー夫人も有名な片頭痛持ちであったとされており、子どもの頃からとても変わった子どもで有名だったそうです。

日本の文豪でも、樋口一葉と芥川龍之介は頭痛持ちとして知られています。
とくに芥川は、短編小説『歯車』で、まさに彼自身の片頭痛の起こり始めを、次のように的確に主人公の体験に落とし込んで表現しています。

〈僕の視野のうちに妙なものを見つけ出した。妙なものを？——というのは絶えずまわっている半透明の歯車だった。（中略）歯車は次第に数を殖やし、半ば僕の視野を塞いでしまう、が、それも長いことではない、暫らくの後には消え失せる代りに今度は頭痛を感じはじめる〉

ひどい片頭痛が起こる前触れとして、眼の前に現れるギザギザとした「閃輝暗点」と呼ばれる視覚前兆を、「半透明の歯車」と表現しているのです。

片頭痛自体が脳の興奮性の高い疾患であり、かけ離れた創造性や才能を有する人が多いのは、当然のことかもしれません。

脳に余計な興奮性を与えないような生活習慣を取得しつつ、適切に頭痛と付き合うことで、頭痛持ちの才能ある脳を最大限に生かすことができるのです。

目次

プロローグ 頭痛対策はビジネススキル

第1章 日常生活の習慣

第2章 飲み物・食べ物の習慣

第3章 住まいの習慣

第4章 ファッション・美容の習慣

第5章 お出かけする時の習慣

第6章 乗り物に乗る時の習慣

第7章 クスリを服用する時の習慣

第 1 章

日常生活の習慣

1

片

緊

仕事は、週初めにパワーアップ、後半はペースダウン

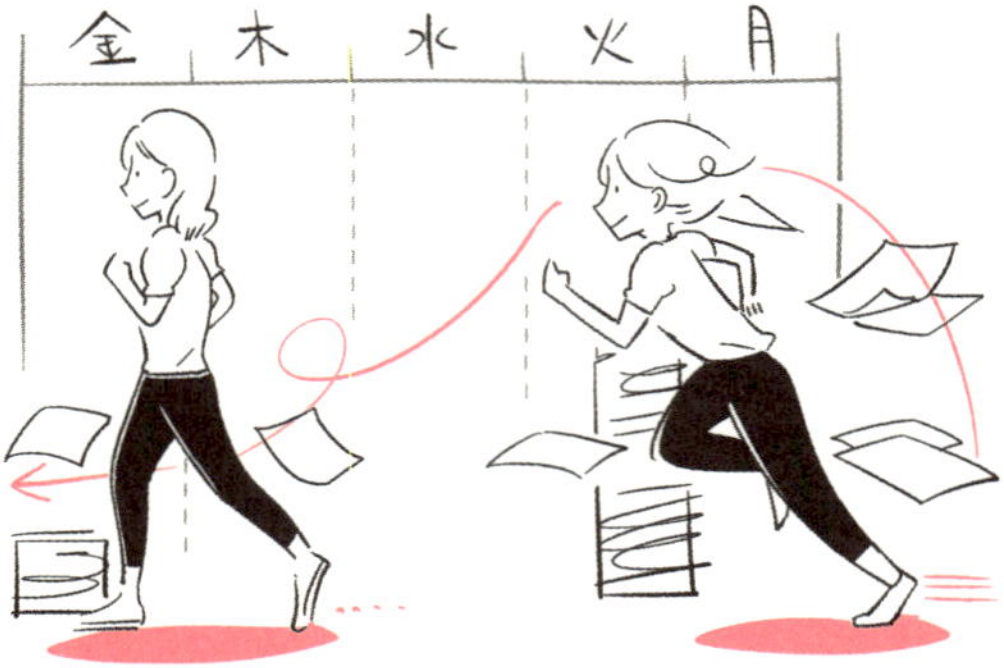

ストレスは、頭痛に大いに関連します。

緊張型頭痛の人は、ストレスを被っている最中に、側頭筋（そくとうきん）や頸部（けいぶ）や背部（はいぶ）の筋肉が緊張して突っ張り、筋肉の血行が悪化し、排出された老廃物が神経を刺激して、痛みが起こります。

一方、片頭痛の人は、ストレスを被っている際には脳血管はギュッと縮まっているのですが、ストレスから解放された途端に脳血管が緩み、脳血管周囲の神経を刺激して痛みが出やすいのです。

したがって、ストレスによる頭痛を起こりにくくするためには、あまり感情の起伏が激しい日常を送らないように心がける必要があります。

仕事のペースは、週初めにパワーアップし、週半ばから週末に近づくにつれ徐々にペースダウンするように調整しましょう。

仕事の合間には熱いコーヒーで一休み。カフェインで血管のむくみを取る

2

片

緊

雨の日の満員電車では、マスクでにおい対策を

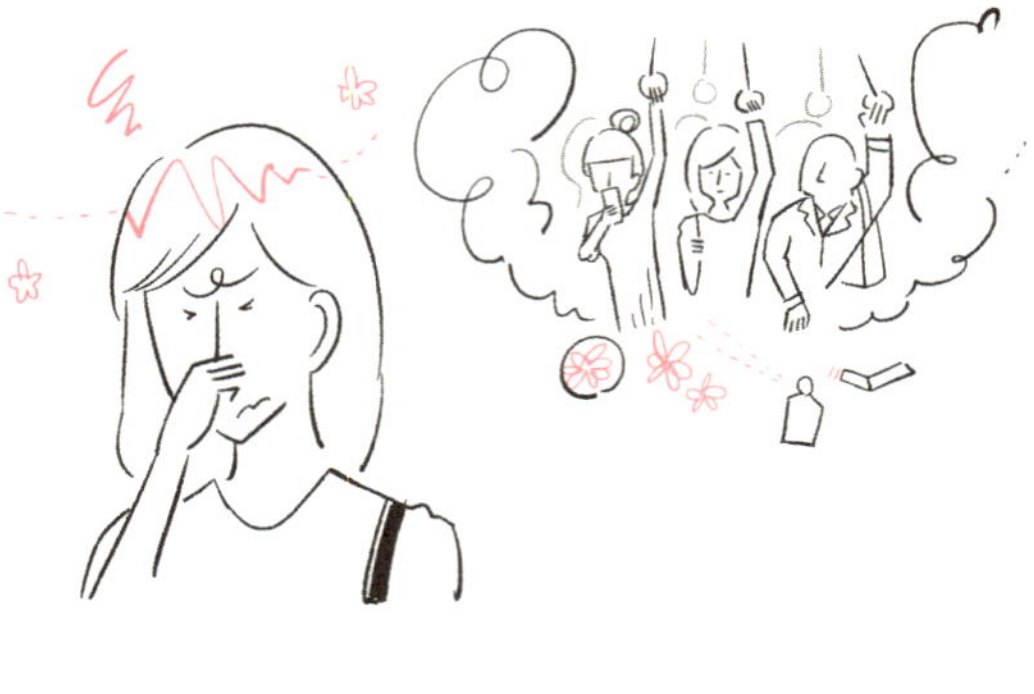

エスニック系の香辛料の刺激的なにおいにもご注意

元来、日本人は「香り」にあまり慣れ親しんでこなかった民族と言われており、これが、欧米人に比べて、日本人が香水やタバコのにおいに過敏に反応する理由のようです。したがって、エスニック系の刺激的な香辛料のにおいも、頭痛持ちの人にはよくないと言えるでしょう。

一般的に、ハーブ系のラベンダーや柑橘類の香りが、頭痛をやわらげるとされています。しかし、室内ならまだしも、車内のような狭い空間での芳香剤の使用は、頭痛を悪化させる傾向が強いようです。

また、洗濯用柔軟剤にはいろいろな種類の香りがあり、とくに雨の日の満員電車内では、水分を含んだ衣服から通常よりも強く香りが発せられるため、いつも以上に脳を刺激します。これに、〝おやじ臭（加齢臭）〟が加わった日には「一気に頭痛が起こる」と訴えるOLさんも多くいます。せめてマスクで防御しましょう。

生活習慣
飲食
住まい
服・美容
外出時
乗り物
クスリ

3

片

緊

雨の日は、適度に水分を摂って静かに過ごす

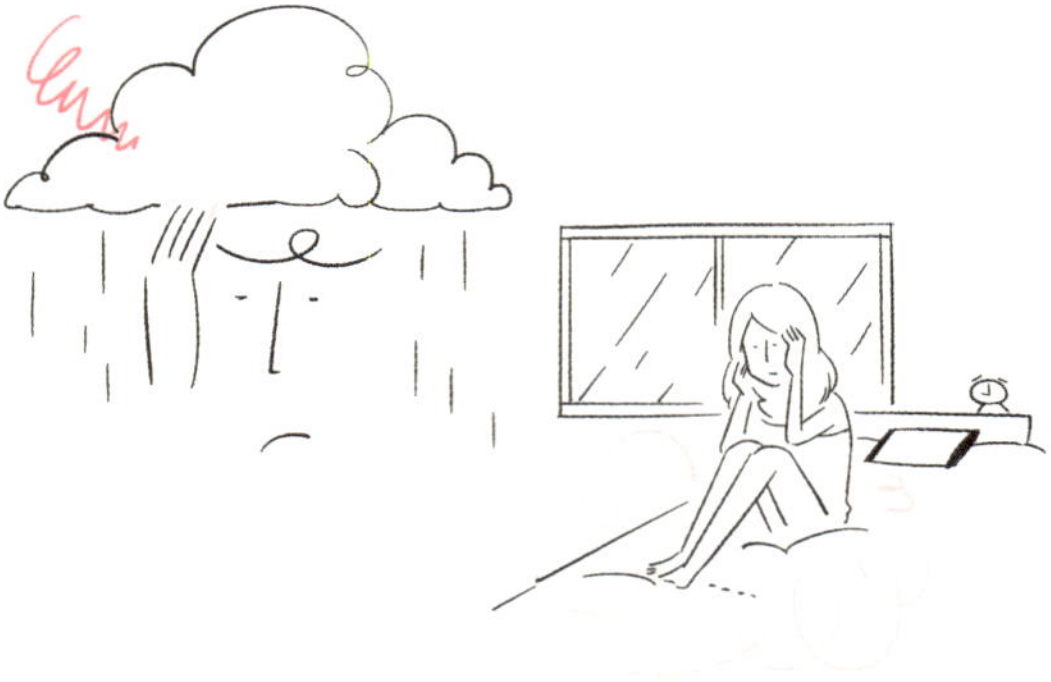

しとしと雨が降り続く日は、頭痛持ちにとっては要注意の日です。

低気圧が張り出すことによって雨が降るわけですが、気圧が低いと人間のカラダは少しむくみがちになります。このむくみが脳血管にも及び、脳血管が広がって片頭痛を起こしやすいのです。

また、脳の血管のみならずカラダ中の血管が広がり、その広がった血管の壁の隙間から水分が漏れ出すことにより、体がむくむのです。

したがって、雨の日に頭痛が起こっている時は、血管の中を流れる水分が減少するため、トイレに行く回数が減り、カラダ中に重さとだるさが生じます。

しかし、雨が上がって天気が回復し始めると、気圧の上昇とともに血管のむくみが取れて、漏れ出した水分が血管内に戻って来るため、水分過剰になり、腎臓から排出されるためにトイレに行きたくなるのです。

気圧が下がるとカラダがむくみ、頭痛が起こりやすくなる

4

片

緊

春先や秋口は、天気予報で気圧や温度の変化を欠かさずチェック

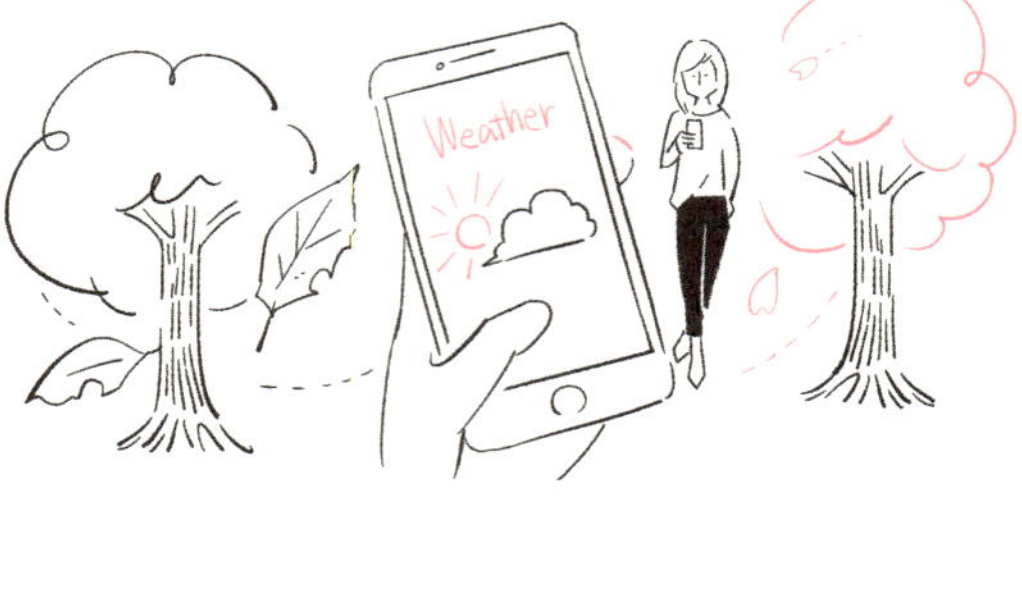

気圧の変化や1日の温度変化など、天気予報は頭痛持ちの人にとっては、欠かすことのできない大切な情報源のひとつです。

低気圧が近づくにつれて、カラダのむくみとともに頭痛が悪化することは、先述しましたが、1日の温度差や急激な天候の変化も頭痛の原因としてあげられます。

変化に過敏な片頭痛持ちにとって、とくに春先や秋口などの、1日の気温差の大きい季節や急激な天候の変化は要注意です。昼間はポカポカと暖かいのに、夜間は肌寒くなるなど、急激な温度変化が脳血管を広げ、片頭痛を引き起こしやすいのです。その対策として、薄手のセーターを持ち歩くといいでしょう。

この時期は、肌の露出度が少ないため、日光が必要とされているセロトニンの合成にも影響が出やすくなります。脳内のセロトニンが不安定になりがちで、頭が重たい、気分がすぐれないなど、マイナス思考にもなりがちなので要注意です。

温度変化に対応できるよう薄手のセーターを持ち歩く

5

片

緊

パソコンやスマホの画面にはブルーライト防止フィルムを貼る

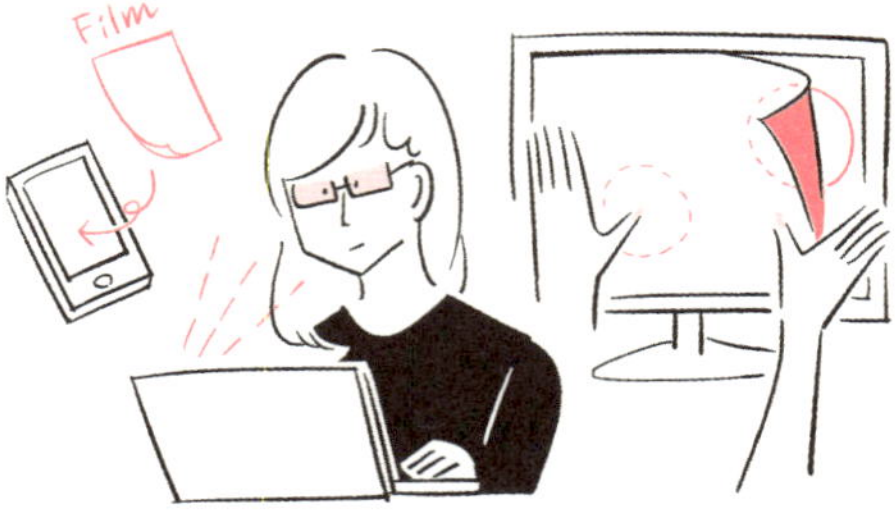

パソコンやスマホ、さらにはテレビやゲーム機器などの液晶画面から発せられるブルーライトから逃れることはまず不可能な現代社会ですが、じつはこのブルーライトの光が、眼球から視神経を通って、脳の後ろにある後頭葉という脳のスクリーンを過剰に刺激するのです。

とくに、後頭葉の過敏性の高さから起こる片頭痛を持っている人は、ブルーライトにより、頭痛が誘発されることがしばしばあります。

しかし、今やパソコンを使わない仕事などほぼ皆無でしょう。夜間の道路工事の現場ですら、道端でパソコンを操作している作業員を見かけるくらいです。

そこで、こうしたブルーライトからの刺激をなるべく減らすためには、ブルーライト防止フィルムを貼ったり、光量を落としたり、またはブルーライト防止メガネをかける、といった一工夫が必要になってくるのです。

パソコンで作業をする時は、ブルーライト防止メガネをかけて

6

片

緊

頭が痛いからと、
一寝入りはダメ。
ビスケットをかじって、
頭痛薬を飲んでから

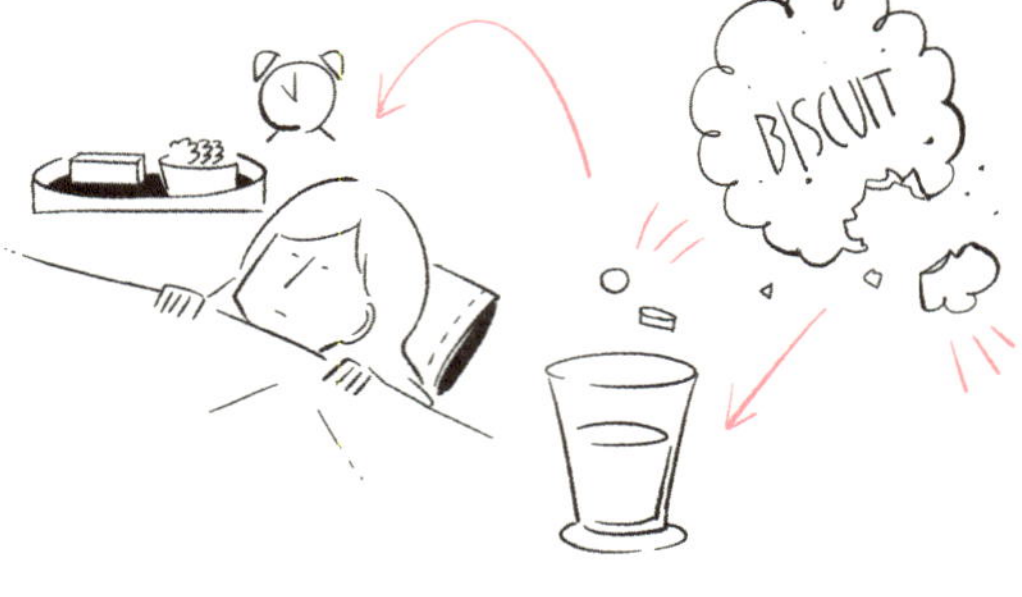

仕事でくたくたに疲れて帰宅し、何となく頭が痛いので、そのまま一寝入り。ところが、夜中に目が覚めたら、頭がガンガン痛くて吐いてしまい、そのまま朝まで苦しんだ、といった経験がある人もいると思います。

じつは、片頭痛では、「何となく頭が痛い」といった、頭痛の起こりはじめの時に寝てしまうと、一気に副交感神経が優位になり、血管の広がりに拍車がかかるのです。また、空腹の血糖値が下がった状態では、さらに血管が広がります。

どんなに疲れていても、少しでも頭痛を感じたら、ビスケット一枚でもかじって血糖値を上げ、頭痛薬を飲んでから休むように心がけましょう。

また、明け方に頭痛を感じて目が覚めたら、そのまま起床してしまい、とりあえず甘いものをお腹に入れて、頭痛薬を飲みましょう。血糖値が低下した状態での二度寝は一気に脳血管が広がり、その日1日、頭痛で寝込むことになります。

昼寝などの短時間の睡眠も、脳血管を緩めて頭痛を引き起こしがち

7

片

緊

頭痛が起こりそうになったらヘビメタを聴く

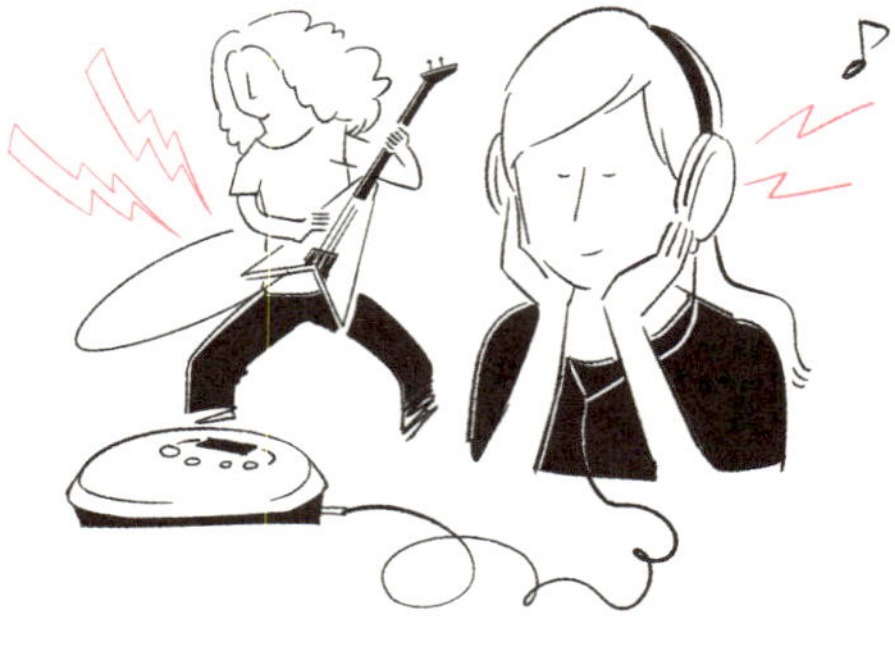

変化が多様なクラシック音楽は、片頭痛の過敏な脳を興奮させる

「クラシック音楽」というと、なんとなく心が和らぐイメージがあり、頭痛にはよさそうな印象を受けがちです。

ところが、油断して聴き入っていると、突如、転調してテンポが速くなったり、激しい打楽器の連打が始まったりする曲があります。変化に過敏な片頭痛持ちの人の脳は、こういう変化に興奮して、頭痛を引き起こすことがあるのです。

では、片頭痛を起こしたくない時には、どんな音楽がいいのでしょうか？

じつは意外にも、ヘビメタ（ヘビーメタル）がいいという声が多いのです。はじめから激しい音楽に緊張感を持って聴き入ることで、片頭痛が起こりそうなまでに広がっていた脳の血管がギュッと縮まり、片頭痛が起こりにくくなるのです。

ただし、すでに片頭痛が起こってしまっている時は、脳の興奮状態を悪化させてしまうため、避けたほうがいいと思います。

8

片

緊

においは頭痛の大敵。タバコは吸わない、喫煙者には近寄らない

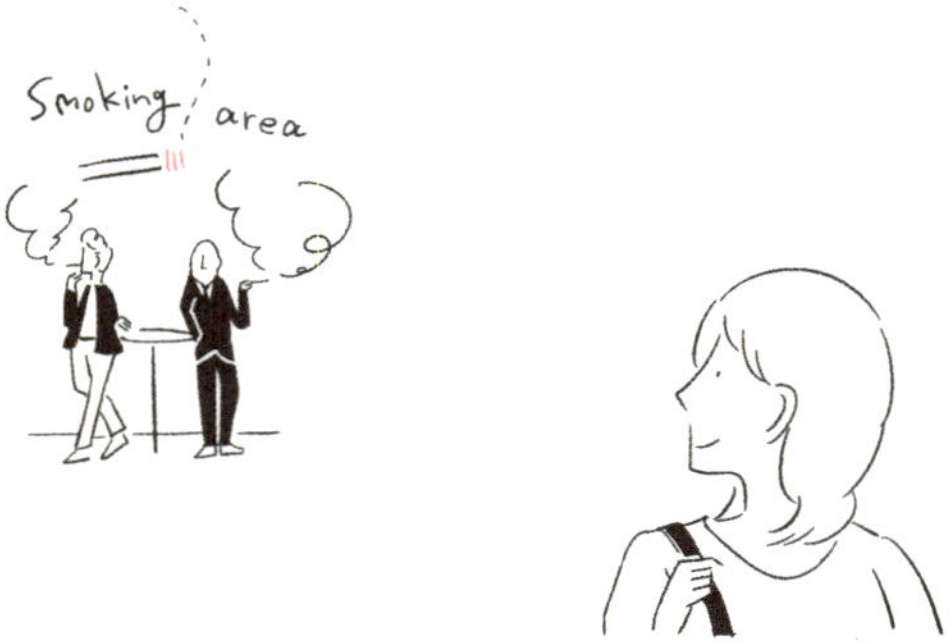

光、音、におい――この三大刺激に、片頭痛持ちの人は注意を払いましょう。

片頭痛は、大脳の後ろにある後頭葉の過敏性の高さから起こり、まず光に反応し、これが悪化すると、この過敏性が大脳の横にある側頭葉の音の中枢に波及して、音に敏感に反応して片頭痛を誘発するようになります。

においの中枢は、大脳の前部に位置する前頭葉の底面に広く存在するとされていますが、においに敏感に反応して頭痛を起こす人は、後頭葉からの興奮性が前部まで波及してしまうぐらい、かなり悪化した手ごわい片頭痛持ちの人なのです。

したがって、タバコはもちろん、香水や芳香剤などの強い香りで、片頭痛が誘発されやすいのです。

一方、「タバコのニコチンは血管を縮めるので片頭痛にはよいのでは?」という影の声もないことはないのですが、医師としては言及しないことにします。

タバコはもちろん、香水や芳香剤の強い香りにも注意

9

片

緊

大笑いしたり大泣きしたりしないようにする

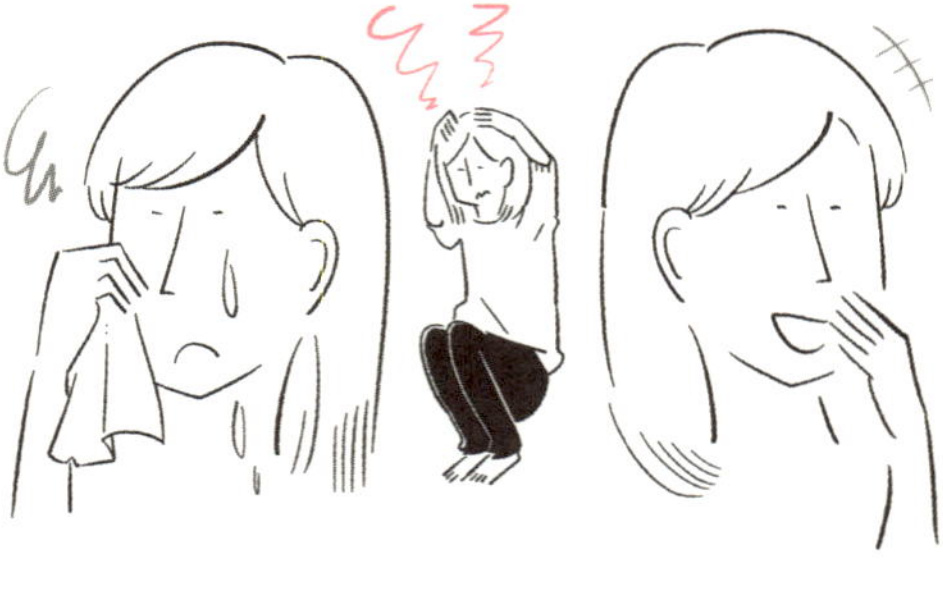

感情の起伏も、頭痛に影響を与えやすいものです。

大笑いしたり大泣きしている時は、交感神経が優位であるため、脳血管はギュッと縮まっているのですが、気持ちが安定してくると、一気に副交感神経が優位になって、脳血管が急激に広がり、片頭痛が起こりやすくなります。

楽しい飲み会をした翌日や旅行から帰ってきた翌日に、頭痛で寝込んだというケースは、単なる疲れではありません。また、お通夜やお葬式で大泣きした翌日に、頭痛がして寝込むことが多いのも、やはり疲れではなく片頭痛なのです。

よく、頭痛持ちのお母さんが、「夏休みや冬休みには頭痛がひどくなる」と訴えますが、これは、昼間に、宿題をしなかったり、いたずらをする子どもを叱り、夜、子どもが寝静まってホッとすることで脳血管が広がるからです。長期の休みには、これが繰り返されるわけで、お母さんの頭痛が増えるのもわかります。

頭痛持ちの人は、平穏無事な日常を心がけて

10

片

緊

生あくびや片側の異常な肩こりが起こり始めたら、すぐに頭痛薬を飲む

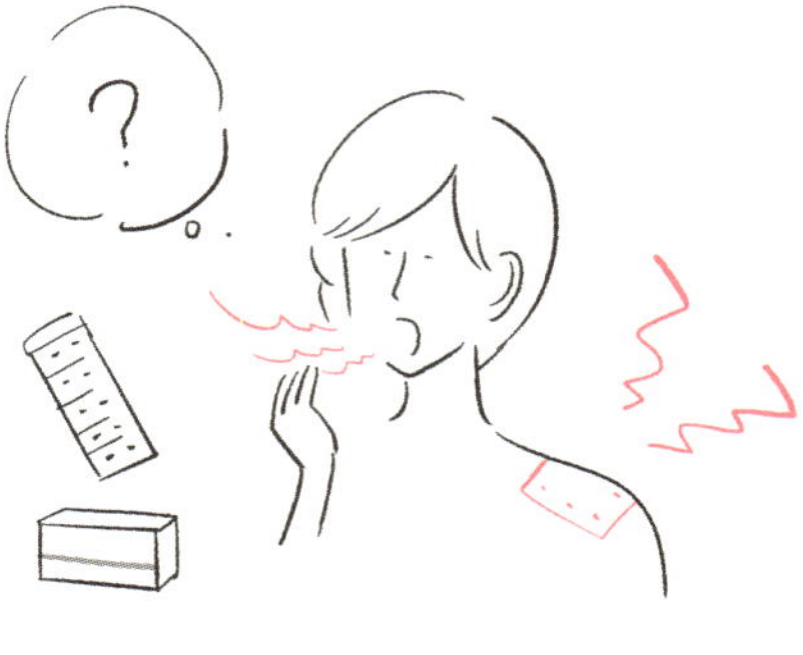

生あくびが頻繁に出たり、いつもと異なる感じの肩こりが片側に起こり始めたら、つらい片頭痛がやってくる頭痛信号です。

片頭痛は、大脳の後ろにある後頭葉が興奮することで起こりますが、この信号は、大脳と脊髄の境目にあって頭部や顔面を支配している「三叉神経核」という感覚神経のサテライト付近から、大脳に向けて送られると考えられています。

それと同時に、この信号は脊髄の下方にも送られていて、この信号が、頸部の脊髄から肩や頸部の筋肉に送られることで、異常な肩こりとして現れるのです。

したがって、異常な肩こりが片側に起こり始めた時は、同時に大脳にも異常信号が送られていると認識し、このタイミングで頭痛薬を飲むのが効果的です。

また、この異常信号は横隔膜を支配している脳神経にも送られるため、片頭痛が起こる前に生あくびが出るとされているのです。

生あくびや異常な肩こりは「頭痛がくるぞー」のサイン

11

片

緊

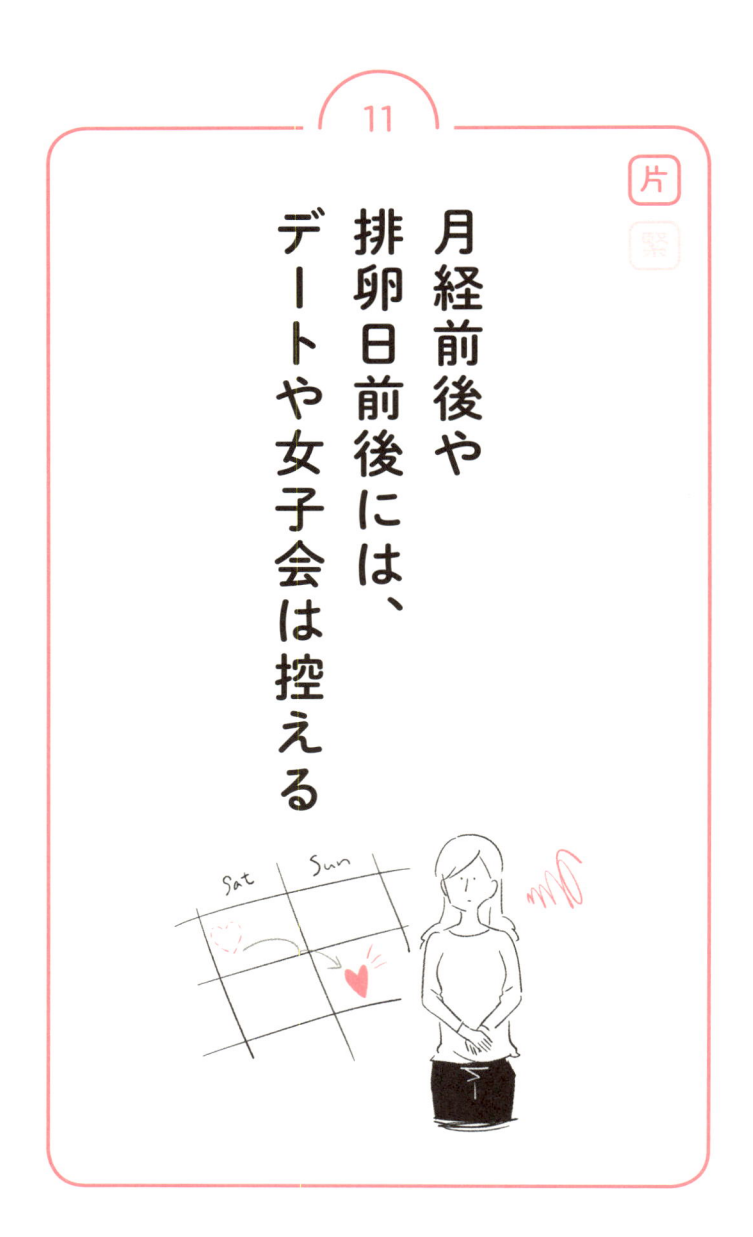

月経前後や排卵日前後には、デートや女子会は控える

女性ホルモンの変動が片頭痛を引き起こす

片頭痛が女性に圧倒的に多い理由のひとつは、毎月の月経に伴う、女性ホルモン（エストロジェン）の変動と付き合うことを余儀なくされているからです。

女性ホルモンの大きな役割は、出産時に胎盤が剝がれる際や月経時に古い子宮粘膜が剝がれ落ちる際の出血を、止めるためのものです。

脳内や脳血管内にある神経伝達物質のセロトニンと構造が似ているため、女性ホルモンが変動する月経前後や排卵日前後には脳内のセロトニンも連動して変化し、この変化を敏感な脳が読み取って、片頭痛を引き起こすのです。

実際、月経に関連した片頭痛の女性の7割が、月経2～3日前に頭痛が起こりやすいと感じています。また月経血によって貧血気味になると、脳の酸素状態が低下してさらに脳血管が広がり、片頭痛が悪化するのです。

排卵日も、急激な女性ホルモンの変動で、片頭痛が起こりやすくなります。

12

片

緊

頭痛や肩こりの予防に、胸鎖乳突筋をマッサージする

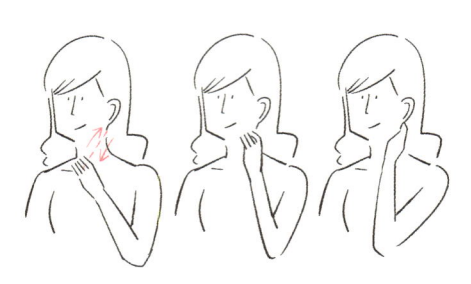

「胸鎖乳突筋」とは、耳のすぐ後ろにある骨の出っぱり（乳突骨）から延びる筋肉のことで、主に両側から頸部を支えています。この筋肉が緊張して血行が悪くなると、筋肉に酸素や栄養分を送っている血管から老廃物が放出され、これが筋肉の両端に集中する神経を刺激して、緊張型頭痛や肩こりを引き起こすのです。

胸鎖乳突筋のマッサージは頭痛予防になりますが、指を軽く滑らせるようにして、筋肉の一本一本の線維をほぐすのがコツです。また、骨に近い部位には神経が集中しているため、あまり触らないほうがいいでしょう。

胸鎖乳突筋の真ん中あたりを、脊髄から上肢へと延びる「腕神経叢」という神経の束が通り抜けるため、強く圧迫すると、手にしびれが出ることがあります。場合によっては神経が損傷したり、神経が脊髄から引き抜けるといった神経損傷を引き起こすこともあるので、必要以上に力を加えないよう注意してください。

胸鎖乳突筋のマッサージは、必要以上に力を加えないように

COLUMN

キャビンアテンダントには頭痛持ちが多い!?

女性があこがれる職業として必ず上位にランクされるのが、航空会社のキャビンアテンダント（CA）です。華やかなイメージのある仕事ですが、彼女たちの中には、片頭痛持ちの人が多いようです。

そもそも女性が多い職場であり、しかも片頭痛自体が女性に多いことから、統計的にみても、それは当然のことのように思われます。

しかし、実際に診察していると、彼女たちが働く環境には、片頭痛を発症しやすい要素がそろっていることにも気づかされます。つまり、

- 航空機内の気圧がやや低いため、カラダのむくみとともに脳の血管もむくみやすくなっている
- 食事もゆっくり摂れず、血糖値がやや低下した状態での業務が続く
- 強く束ねた髪型が、頭皮下の三叉神経や後頭神経を常時刺激している
- 睡眠や休みのリズムが不規則になりがち

といったことなどが、関連しているものと思われます。

片頭痛持ちの人の一般的な特徴として、

- 脳の過敏性が高い
- 頭脳明晰
- 光刺激に弱い
- どちらかというと目元がきりっとしている

といったことが挙げられますが、これらは、キャビンアテンダントに聡明な美人が多いことと関連しているのかもしれません。

ちなみに、最新鋭のボーイング787型機は機体がカーボン複合材でできており、従来のアルミ合金よりボディの剛性が向上したため、機内の気圧が従来機より下がりません。

また、加湿器が客室に採用されたために湿度もほどよく、頭痛持ちの乗客やCAには過ごしやすい環境となっているのです。

第2章

飲み物・食べ物の習慣

13

片 緊

かき氷や アイスクリームは、 舌の上で 溶かしてから

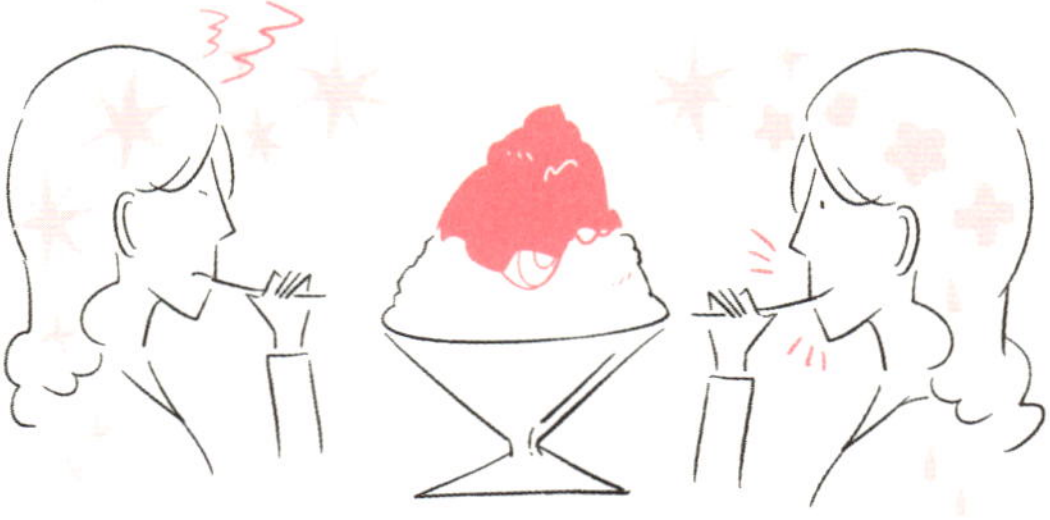

冷たいかき氷やアイスクリームを一気に食べたとたん、頭がキーンと痛くなった、という経験をしたことがある人も多いと思います。

頭部の知覚を司っている三叉神経は、口蓋の粘膜にも広く分布していて、急激な冷たい刺激を受けると、脳が「冷たい」という情報を「痛い」と誤認してしまうために起こるとされ、「アイスクリーム頭痛」とも呼ばれています。

この三叉神経は、脳血管内の血流量を血管の広がり具合から読み取るセンサーの役目も司っていて、片頭痛体質の人は、このセンサーが通常の人より過敏であるとされています。

かき氷やアイスクリームは、少量ずつ舌の上でゆっくり溶かしてから飲み込む、もしくは、食べる前に水で口の中の温度を下げましょう。温度差をなくして三叉神経への刺激を小さくしてから食べると、頭痛が起こりにくくなります。

片頭痛体質の人ほど「アイスクリーム頭痛」になりやすい

14

片

緊

月経時には、赤身の肉や魚を積極的に食べる

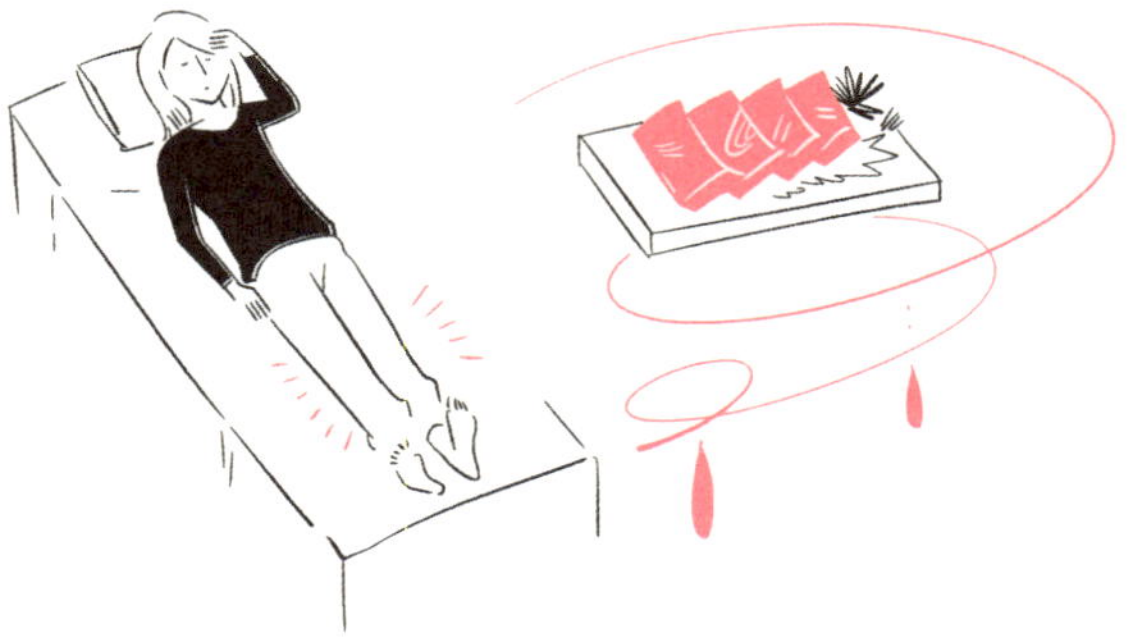

月経時の貧血が、頭痛を悪化させることもある

女性の場合、月経時は、女性ホルモンの変動で片頭痛が悪化しやすい時期ですが、通常時よりも貧血気味になることも、頭痛を悪化させる要因になります。

貧血傾向になると赤血球の量が減少し、脳血管や脳組織に運ばれる酸素量が減少することで脳血管が拡張し、血管周囲の三叉神経を刺激するため、片頭痛の痛みが悪化しやすいのです。

貧血に伴い、痛みの水面下で起こる脳の興奮状態が強くなると、睡眠中に足がむずむずする「むずむず足病」になりやすく、睡眠障害に陥ることがあります。

また、頸部や背部の筋肉の酸素状態も悪くするため、筋肉組織から老廃物が排出され、筋肉内の神経を刺激する結果、緊張型頭痛が悪化することもあります。

頭痛持ちの女性は、月経時には、なるべく鉄分の多い、赤身の肉や魚を積極的に摂取するよう心がけてください。

15

片

緊

朝食抜きやドカ食いはやめて、1日6食を目標に

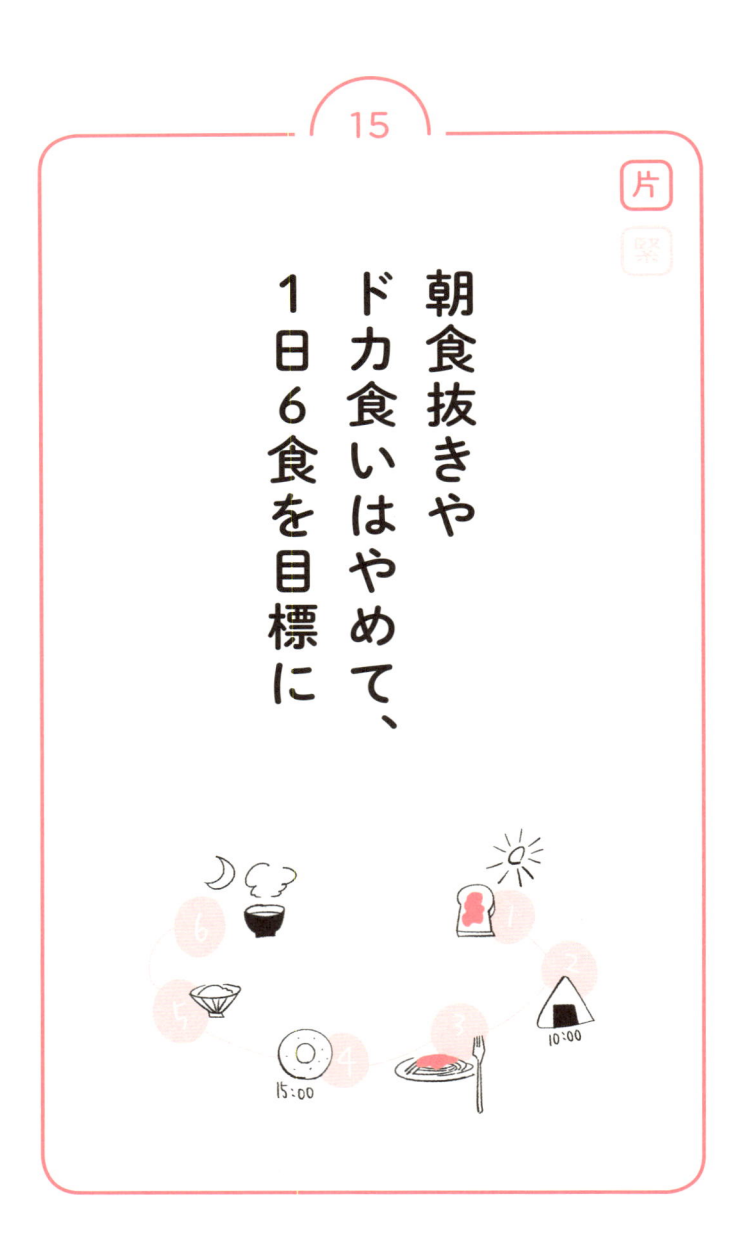

最近、多忙やダイエット目的から、朝食抜きの女性が増加しているようです。また、食べられる時にまとめて食べる「ドカ食い」をする人も多いようです。

しかし、このような不規則な食生活は、頭痛持ちの人にはよくありません。

脳血管は血糖値に敏感に反応します。血糖値が減少すると脳血管は緩みがちになり、脳血管の周囲の神経を刺激して、片頭痛発作が起こりやすくなるのです。

さらに、片頭痛の発作中には脳が興奮状態になるため、機嫌も悪くなります。「お腹が減るとイライラする」という人は、隠れ片頭痛の体質かもしれません。

カラダの中で、糖分の消費量がいちばん多いのは脳ですから、仕事で頭を使った後は血糖値が極度に低下しているため、頭痛が起こりやすくなっているのです。

ちなみに欧米では、血糖値が一定になるように、片頭痛持ちの人には1日6食(朝、10時、昼、3時、夜、就寝前の6回)を推奨しています。

短時間で血糖値を上げられるよう飴玉やキャンディを常備しておく

16

片

緊

みかんやヨーグルト、チョコレートは食べすぎない

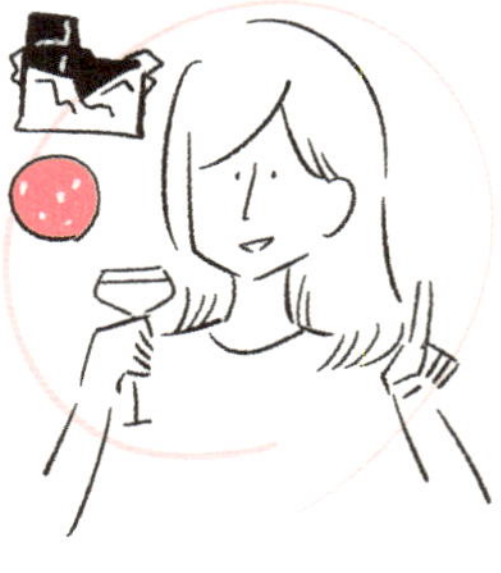

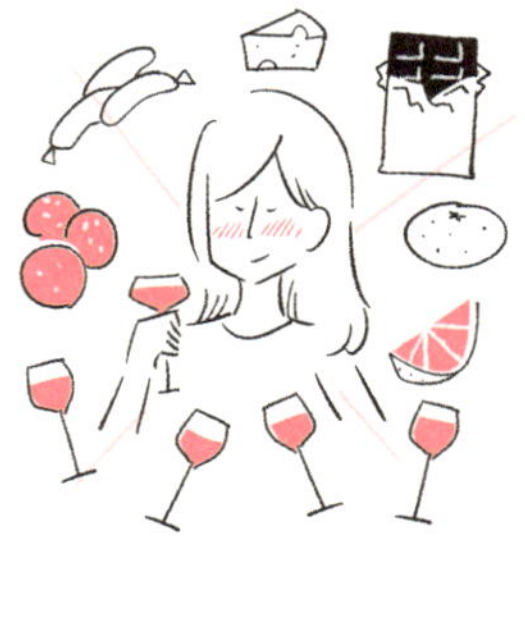

血管拡張物質の入った飲食物の摂りすぎに注意する

柑橘系の果物やチョコレートには、チラミンやポリフェノールといった「血管拡張物質」が入っているため、これらを食べると、脳血管が広がりすぎて神経を刺激し、片頭痛が誘発されやすくなります。チラミンは血管をいったん収縮させ、その後、反動で急激に血管を広げることで、片頭痛を誘発しやすいのです。

こうした血管拡張物質は、他にも、赤ワインやオリーブオイル、チーズやヨーグルトなどの発酵乳製品、サラミソーセージやウインナーソーセージなどにも含まれています。しかし、「これらの食品は一切ダメ」というわけではなく、一度にたくさんの量を摂ったり、いくつも食べ合わせるのがよくないのです。

例えば、前夜、サラミやチーズを肴に赤ワインを飲んで騒ぎ、昼すぎに目覚めたら、頭がガンガン……。これは、二日酔いのように思えますが、間違いなく片頭痛発作です。さらに、月経直前なら、ほぼ100%頭痛が起こります。

17

片

緊

赤ワインは、〝健康にいい〟けれど頭痛には赤信号。保存料にも気を付けて

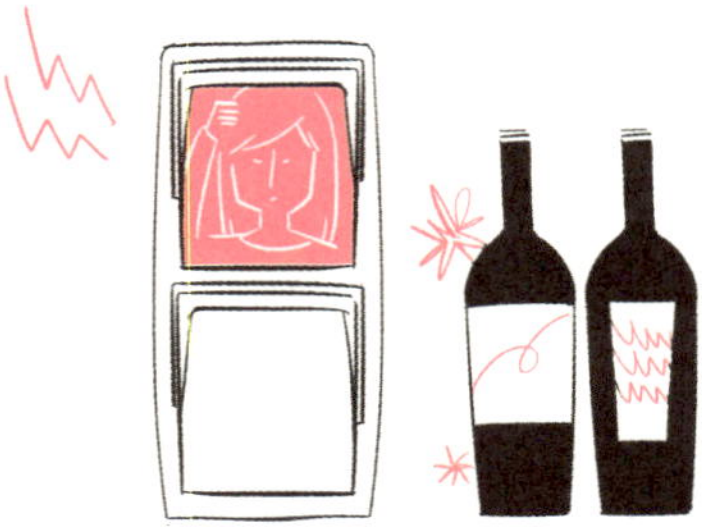

アルコール類の中でも、赤ワインはポリフェノールという血管拡張物質を多量に含むため、片頭痛持ちには赤信号のアルコールとして有名です。

しかし一般的には、赤ワインは健康にいいとされています。その理由は、血管が広がり、血行が促進され、新陳代謝がよくなるためです。

最近、「ポリフェノールは、本当に頭痛によくないのか？」という疑問の声が聞かれます。例えば、「同じ赤ワインでも、スーパーなどで見かける値段も手頃なものを飲みすぎると間違いなく頭痛が起こるのに、高級フレンチで嗜（たしな）んだ高級赤ワインでは頭痛が起こらなかった」という患者さんの声が多くあります。

じつは、お手頃価格の赤ワインには色素や保存料などが多量に含まれていることが多く、これらが血管をひどく拡張させているのではないかと考えられているのです。これらを避けたければオーガニックのビオワインもおすすめです。

赤ワインを飲んだ後には、カフェインで血管を収縮させる

18

片

緊

赤ワインを飲むなら「アサリの酒蒸し」「タコのマリネ」を食べながら

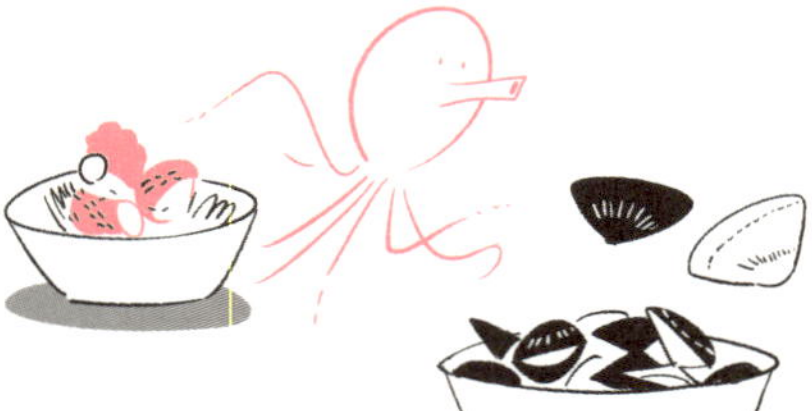

食事はコース料理より アラカルトで注文する

食事をする時に、(注意しつつも)赤ワインを飲むこともあると思います。赤ワインだけでも頭痛には赤信号なのに、それを、血管拡張物質を含む複数の食材を使った料理を食べながら飲むのは、危険きわまりない行為です。

ですから、注文するのならコース料理よりも、血管拡張物質が入っているかどうか食材をチェックしながら、単品で楽しめるアラカルトがいいでしょう。

おすすめは、「アサリの酒蒸し」です。蒸すことで血管を拡張させるアルコールは飛んでいますし、アサリに含まれるタウリンが肝臓の機能をよくし、かつ新陳代謝もよくなるため、脳血管が安定します。脳卒中予防にもいいとされています。

タウリンは蒸したスープの中にも溶け出していますから、アサリの身だけでなくスープも最後まで飲むことがポイントです。タウリンはタコにも多く含まれるので、前菜にタコのマリネを注文するのもいいでしょう。

19

片

緊

中華を食べるなら「旨み調味料」不使用の店を選ぶ

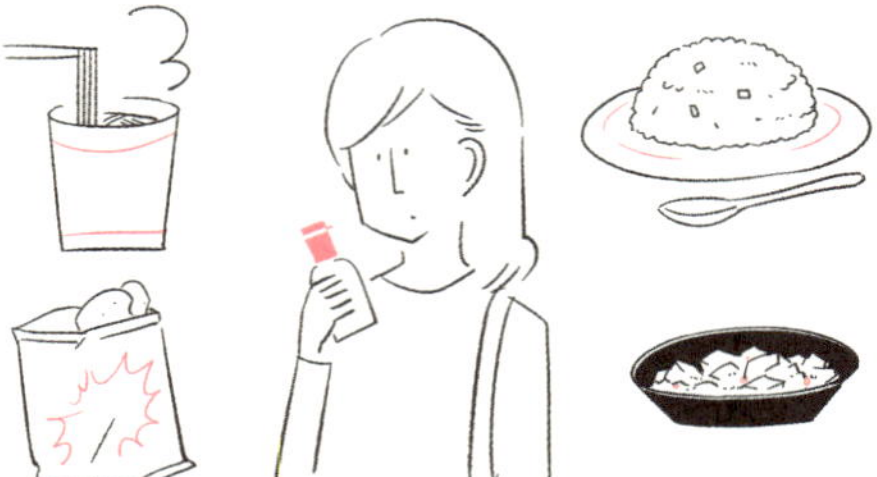

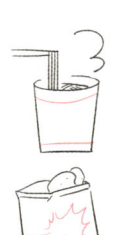

中華料理の味の基本とされている旨み調味料「グルタミン酸ソーダ」は、有名な血管拡張物質であるため、片頭痛持ちの人は注意が必要です。

欧米では、片頭痛のことを別名「チャイニーズ レストラン シンドローム」と呼んでいるほどです。

しかしながら、グルタミン酸ソーダを使わずに、自然素材の味付けだけで中華料理を作ることは至難の業であり、家庭ではもちろんリーズナブルな中華料理店では、まず不可能に近いのではないかと思われます。

となると、「薬膳中華」など高級素材にこだわった中華料理店なら、安心であると言えるかもしれません。

ちなみに、グルタミン酸ソーダは、インスタント食品やスナック菓子にも使われていますので、片頭痛の人は極力食べないほうがいいでしょう。

インスタント食品やスナック菓子も旨み調味料には気をつけて

20

和食の食材に豊富な
マグネシウムと
ビタミンB_2が
頭痛を起こりにくくする

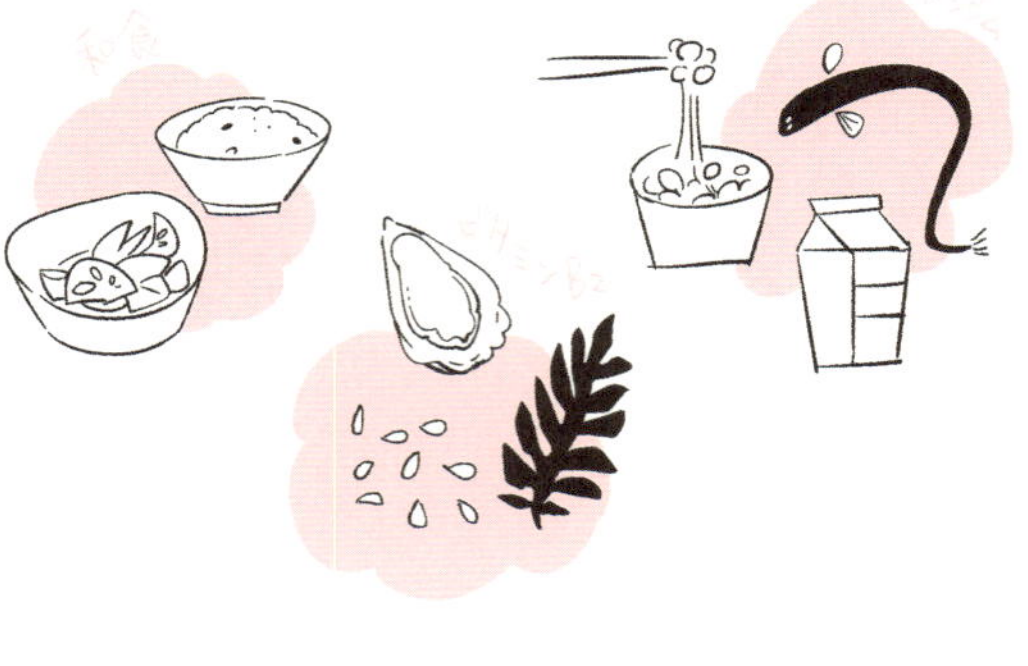

概して、和食系の食材では頭痛は起こりにくいとされています。

その理由としては、和食系の食材には、マグネシウムやビタミンB_2を豊富に含むものが多いことが挙げられます。

マグネシウムは、体内の微量元素で、脳の血管を安定させる作用があります。食材としては、ごま、大豆、わかめ、ひじき、牡蠣、玄米などです。

またビタミンB_2には、脳の神経細胞の異常な興奮性を抑える効果があるとされます。食材としては、卵、うなぎ、納豆、牛乳、レバーなどがあります。

和食店では、これらの食材を使った料理を味わいながら、飲むのはアルコールではなく、できれば緑茶にしておいたほうがいいでしょう。

緑茶に含まれるテオフィリンというカフェイン類似物質には利尿作用があり、片頭痛の際にむくんだ脳血管を回復させる作用があります。

和食店では緑茶を飲みながら、マグネシウムとビタミンB_2をたっぷりと

21

片

緊

砂糖を少し入れたコーヒーや紅茶で積極的にカフェインを摂る

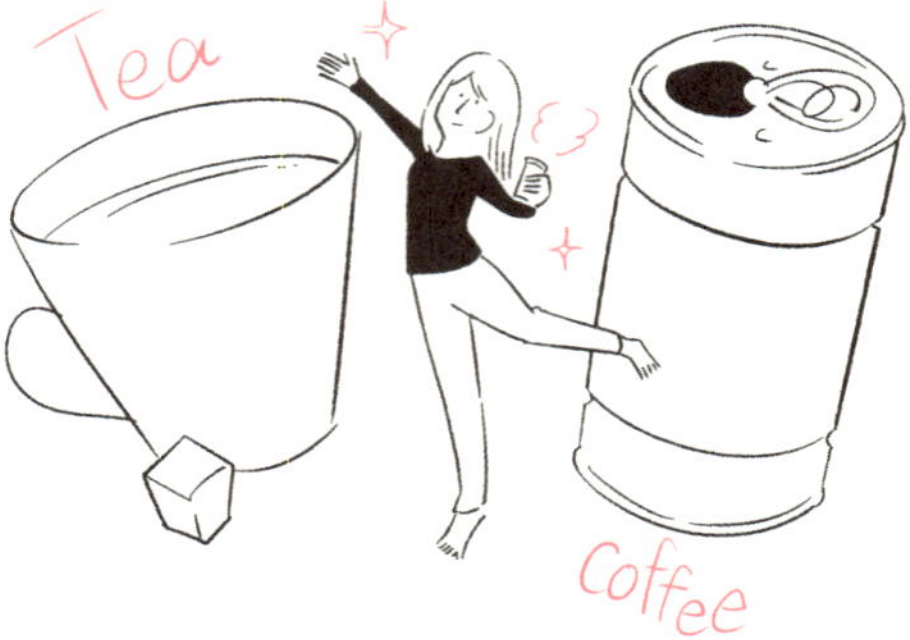

コーヒーや紅茶を飲むことは、頭痛対策に必須の生活習慣といえます。これらの飲料にはカフェインが含まれており、カフェインには利尿作用があるのです。

片頭痛がひどい時には、脳血管が異常に広がり、その血管壁の隙間から水分が外に漏れ出しているため、血管内を流れる水分が減少しています。ですから、あまりトイレに行かなくなりますし、何となく顔やカラダがむくんだ感じがして、カラダが重たいと実感している人も多いと思います。

そこで、カフェイン含有の飲料を飲むと、脳血管のむくみがとれ、血管の外に漏れだしていた水分が一気に血管内に戻ってくるため、頭痛が改善するとともにトイレに行くようになり、カラダの重さも取れてくるのです。

さらに、飲む際に少し砂糖を入れると完璧です。糖分が脳血管を縮めるため、片頭痛で異常に広がった脳血管の改善に一役買ってくれるのです。

仕事の合間の一服には、微糖の缶コーヒーがおすすめ

22

片

緊

ミネラルウォーターは、硬水系の炭酸水を選ぶ

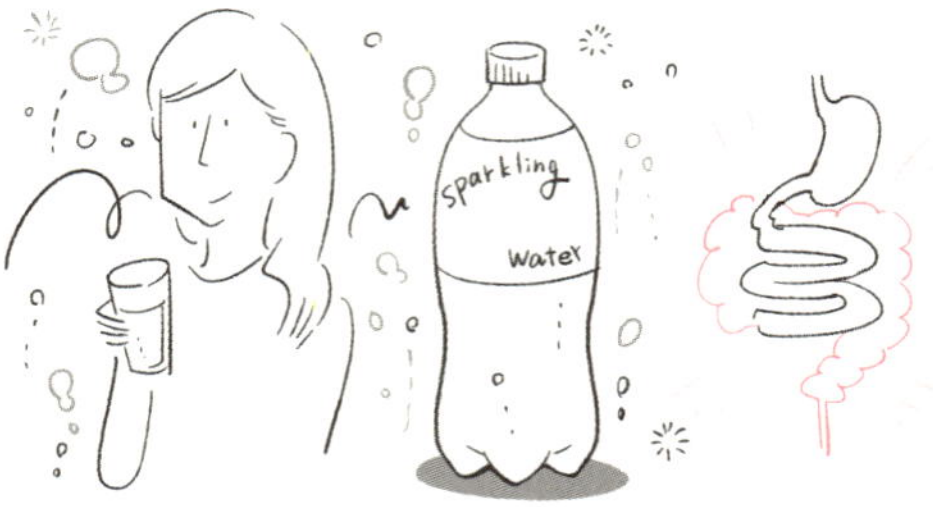

ミネラルウォーターの人気は近年、急上昇しています。飲料水売り場でもかなりの種類が並び、どれにしようかと悩まれる人も多いと思います。

一般的には、口当たりがよく、硬度の低い軟水系のものが好まれがちですが、頭痛持ちの人には、硬度の高い硬水系のものがおすすめです。

硬水系のものに多く含まれているマグネシウムには、脳血管を安定化させる作用があるため、脳血管が異常に拡張することで起こる片頭痛にはおすすめです。

マグネシウムには腸の動きをよくする作用もあります。片頭痛の際には胃腸の動きも悪くなるため、こうした観点からもおすすめの飲料水です。

硬水系の炭酸水ならばベターです。炭酸には、腸の動きをよくする作用と腸の壁にへばりついている（大腸がんの原因にもなる）宿便を取り払い、洗浄してくれる作用があるため、腸から老廃物が吸収されることを防いでくれます。

マグネシウムが脳血管を安定させ、炭酸が腸の働きをよくして洗浄する

生活習慣
飲食
住まい
服・美容
外出時
乗り物
クスリ

COLUMN

片頭痛は子どもの頃から発症する。虫歯や蓄膿症やインフルエンザにも注意

子どもが「頭が痛い」と受診しても、片頭痛と診断されることはあまりありません。医師から「子どもに片頭痛などない」と言われることも多いようです。

しかし、片頭痛は遺伝することが多く、先祖代々で発症するケースが多いのです。多くの場合、母親から遺伝され、とくに隔世で悪化する傾向が強いようです。したがって、母親もしくは祖母が片頭痛持ちであれば、その子どもや孫も片頭痛を発症する素因を持っていることが多いのです。

片頭痛体質の子どもにはいくつかの特徴があります。落ち着きがない、多動気味、寝つきが悪い、寝相が悪い、寝言を言う、「夜驚症（夜中に突然泣き叫ぶ）」、聞き分けのない強情な性格……といったものです。

頭痛はあまりないけれど、お腹を痛がることもあります。これは「腹部型片頭痛」と呼ばれるもので、子どもの脳神経は未発達であるため、神経内物質のセロ

トニンが小腸内で反応することが多いためとされています。セロトニンは脳内にあるイメージが強いのですが、その大半は小腸内にあり、これが必要に応じて血液中の血小板により脳内に運ばれるのです。子どもが緊張すると下痢をしやすくなる「過敏性腸炎」という病気は、この小腸内のセロトニンの不安定な状態から起こるものです。とくに片頭痛体質の子どもに多く、セロトニンを安定化させる抗うつ薬や抗アレルギー薬を少量処方することで、改善されます。

また、片頭痛体質の子どもは、インフルエンザなどで高熱を発した際にけいれんを起こすことがあるので、注意が必要です。通常より脳の興奮性が高いため、高熱で脳が刺激されることによって興奮性が増大し、異様にはしゃいだり、走り回ったりすることが多く、この脳の興奮性が限界を超えた時に、脳の危険信号としてけいれんが起こるのです。もし母親が片頭痛持ちで、子どもにこのような症状が現れたら、すぐに小児科を受診して、解熱してもらうのが安全です。

さらに、虫歯や蓄膿症（副鼻腔炎）が歯髄や鼻腔膜に分布する三叉神経を刺激して、片頭痛が悪化することもあるので、子どもだけでなく大人も要注意です。

第3章

住まいの習慣

23

片 緊

ワンルームマンションは北向きか東向きの部屋がおすすめ

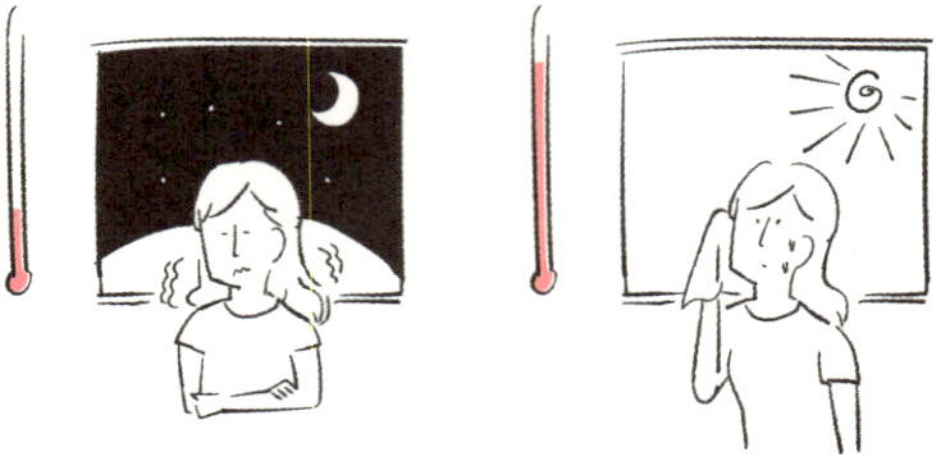

日当たりがいい部屋は昼夜の温度差が大きい

脳が敏感な頭痛持ちの人にとって、外気と室内の温度差が大きい季節は、脳がいつも以上に過敏に反応して、頭痛を引き起こしやすいものです。

このことは、季節を問わず、ワンルームマンションでも同じことが言えます。西向きや南向きの「日当たりがいい部屋」は、日中は暖かく、夜間との温度差が生じやすいため、頭痛持ちの人には苦手な部屋であると言えるでしょう。

とくに、西陽の強い西向きの部屋で、白い壁紙が貼られていたら、そのまぶしさから、頭痛の起こる率はますます高くなると言えます。

できれば、北向きもしくは東向きの部屋を選ぶことを心がけたいものです。

こうした部屋は一般的に人気が薄いため、同じ間取りでも南向きや西向きの部屋に比べて販売価格や（賃貸なら）家賃も安めですから、頭痛持ちの人にとっては、一挙両得の物件と言えるでしょう。

24

片
緊

子どもには、ベッドでパソコンやスマホを使わせないように

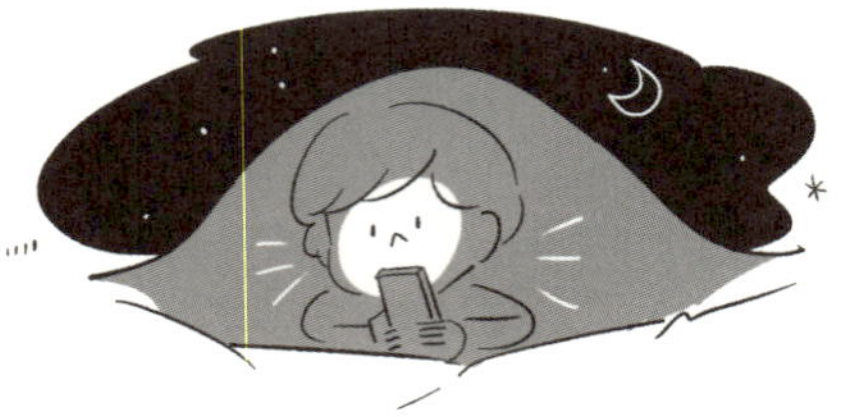

ビジネスパーソンの中には、家族が寝静まった深夜に薄暗い室内でパソコンに向かったり、暗い寝床でメールの返信をする人も多いと思います。

最近、とみに小児の片頭痛患者さんが増える傾向にあるのですが、理由のひとつとして、ベッドで布団をかぶってスマホをいじっていることにあるようです。

大人よりも敏感で元気な、小児の脳が過剰反応した結果として、頭痛を引き起こしているのではないか、と想像されるのです。

薄暗い中でこうした機器を操作する際には、どうしても目を凝らして画面を眺めがちになります。それに、前かがみの姿勢の悪さが加わることで、頸部や背部の筋肉が緊張気味になり、緊張型頭痛の原因にもなり得ます。

頭痛防止のため、親御さんも、夜の10時を回ったら、子どものスマホを取り上げるくらいの強固な意思を持つべきです。

もちろん大人も、暗がりでのスマホはやめること

25

片

整

白い壁紙やソファは淡い色合いのものに替える

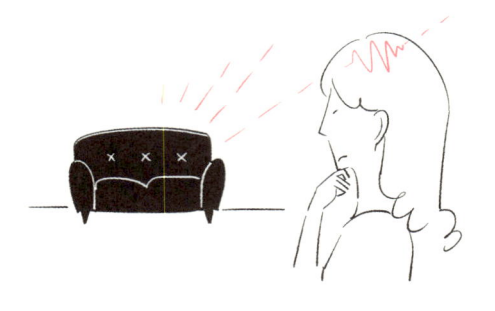

新築マンションの真っ白な壁紙や白いソファは、新生活スタートの象徴のようですが、この純白のインテリアこそ、頭痛持ちの人にとっては大敵なのです。片頭痛持ちの人の脳は、白いものに反射する陽光が苦手で、眼から視神経を介して後頭葉の視覚野から一気に興奮し始め、ひどい場合には眼前にギザギザした歯車のような白い閃光（閃輝暗点）が出始めます。そして、1時間くらいで閃光が視野全体に広がり、その後、激しい頭痛に見舞われることになるのです。

実際に、白い壁紙に反射する朝日によって毎日ひどい片頭痛に悩まされ、入居から半年も経たずに引っ越しを余儀なくされた新婚の患者さんもいました。

こういう場合、壁紙を張り替えるのがいちばんですが、お金がかかるため、少なくとも家具をやや淡い色合いのものにしましょう。黒系のものはコントラストの強さが脳を刺激して、頭痛を誘発しやすいので注意してください。

色のコントラストが強い 黒系の家具は逆効果

26

片

緊

タワーマンションに住むなら、中低層階の物件を選ぶ

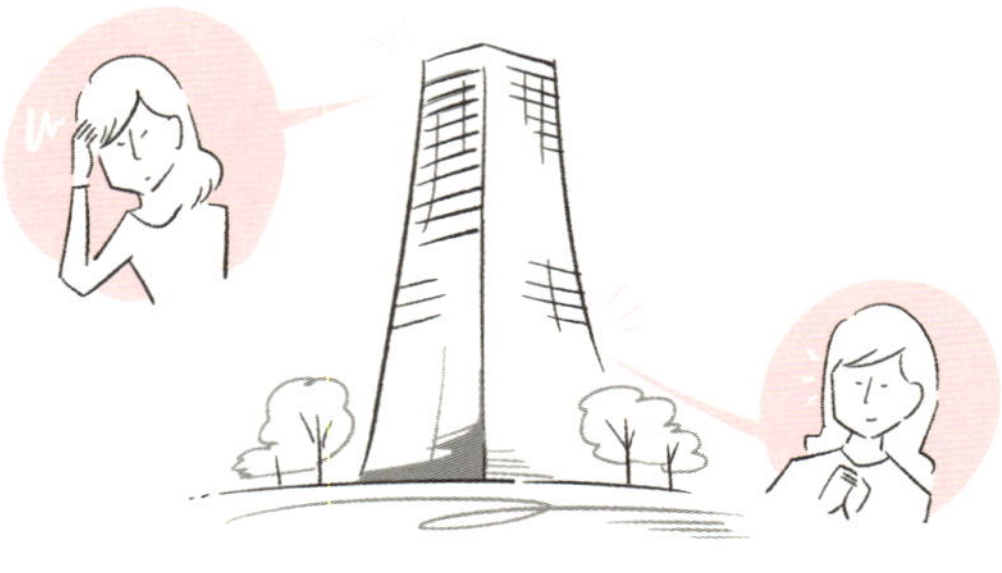

光と揺れと気圧差から、高層階は避けたほうがいい

タワーマンションの高層階は眺望も素晴らしく、同じマンション内でも何となく高級感や優越感に浸れるからでしょうか、人気の物件が多いようです。

しかし、頭痛持ちの人なら、中層階か低層階の物件を選ぶのがいいでしょう。

高層階の物件は、周囲に日照を遮るものが少なく、室内に陽光が満ち溢れることが多いのですが、これが頭痛持ちの過敏な脳にはよくありません。

また、最近の高層マンションは免震装置により、地震の際には独特の長周期の横揺れが発生し、船酔いに似ためまいや吐き気を感じる人も多く、片頭痛持ちの人はこれに頭痛が加わることが多いようです。台風の際にも、こうした横揺れで悩む人が多いようです。

さらに、高層階まで一気に上昇するエレベータでも微妙な気圧差を感じ、具合が悪くなる頭痛持ちの人もいます。

生活習慣
飲食
住まい
肌・美容
外出時
乗り物
クスリ

27

片

緊

カーテンは遮光性が高すぎないものを選ぶ

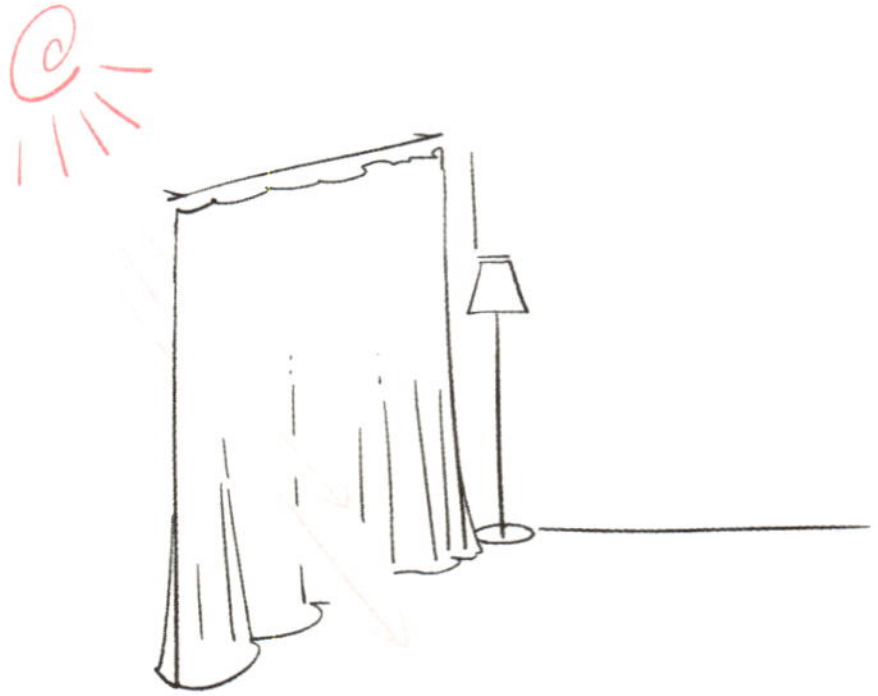

まばゆい陽光に過敏に反応する片頭痛持ちの人は、日光を避けるために、どちらかというと遮光性の高いカーテンを選びがちですが、この選択は、いいようでじつはあまりよくないのです。

たしかに、カーテンを引いて室内を暗くしている時はいいのですが、カーテンを開けた途端に差し込む日の光が、あたかも眼に刺さるように視神経を刺激して一気に脳を興奮させます。

その結果、ひどい片頭痛や、頭痛にならないまでも、ふわふわしためまいを引き起こすことが多いのです。

したがって、カーテンは、うっすら明るいくらいの、遮光性があまり高くないものを選ぶのがおすすめです。あるいはレースのカーテンを一枚はさんで、直射日光を和らげるのもいいでしょう。

レースのカーテンで、日の光を和らげるのもいい

28

片

緊

室内の照明は、白熱灯の間接照明か淡い色合いのLEDに

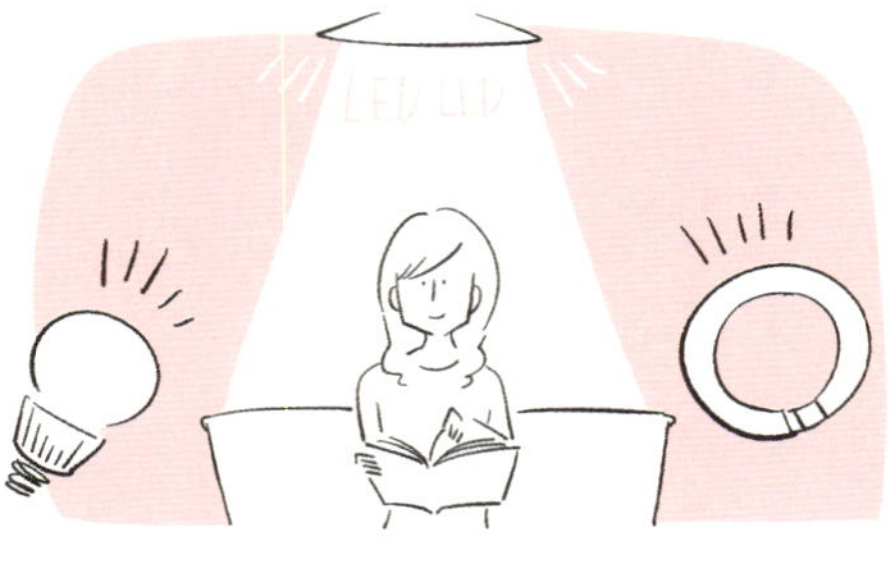

蛍光灯の周波数振動が頭痛を引き起こす

家の中で、最も重要な環境因子になるのが、照明です。

一般の家庭でよく使われている蛍光灯の光は、一定の周波数で振動することが、頭痛にはマイナス要因となります。頭痛のない人は、とくに気になりませんが、片頭痛持ちの人の過敏な脳は、この振動を読み取り、頭痛を引き起こすことがあります。なので、室内照明には、白熱灯を使った間接照明がおすすめです。

しかし家中の照明を白熱灯にしてしまうと、電気代がかさみます。

最近は、省エネブームからLEDによる照明が流行りですが、LEDは蛍光灯のような振動はないものの、明るすぎるものは壁紙に反射して脳を刺激するため、白熱灯に近い淡い色合いのものをおすすめします。

なお寝室では、少々高額ですが、タイマーで明かりが徐々に暗くなる機能が付いた照明器具が、ベストチョイスでしょう。

29

片

緊

洗濯時の柔軟剤、トイレの芳香剤は無香料か微香のものを

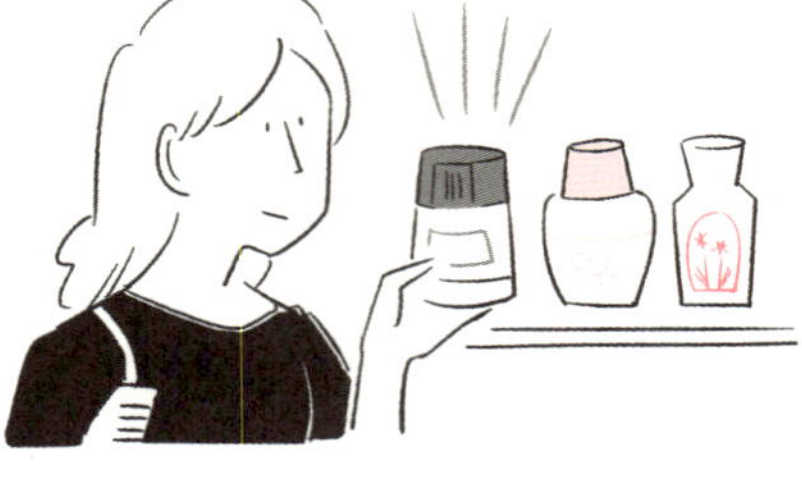

柔軟剤や芳香剤を買う時は、ラベルの植物画に惑わされないように

最近、スーパーの生活用品売り場で、洗剤同様に多種多様の柔軟剤や芳香剤がその一角を占めているのをよく目にします。

これらの柔軟剤や芳香剤の容器には、必ずと言っていいほどラベンダーやローズといった植物が描かれたラベルが貼ってあることからもわかるように、工夫されたいろいろな香り付けがされています。

単品ではさほど鼻につくような香りではないのですが、これらの香りが複数入り混じるような電車の車内や人混みや、元来のトイレ臭を覆い隠すほどの強い複雑な香りとなると、においに過敏な片頭痛持ちの人には、たまったものではなく、一気に頭が痛くなり、気分が悪くなることが多いようです。

においで頭痛が誘発されやすい片頭痛持ちの人たちは、柔軟剤を選ぶ際には、無香料のものか微香のものを選ぶ心がけが必要でしょう

30

片

緊

天気のいい日に洗濯物を干す時は、サングラスをかけて

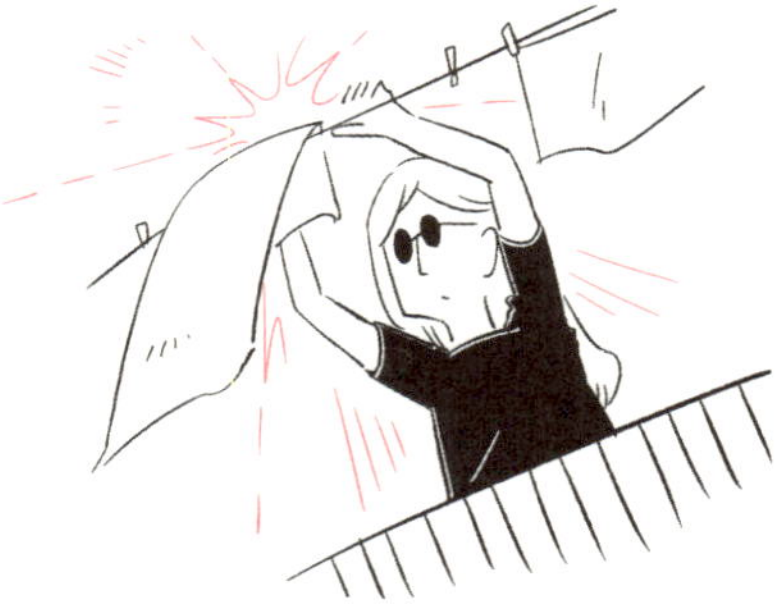

ベランダで洗濯物を干そうと上を見上げた際に、めまいや頭痛がして具合が悪くなり、ひっくり返ったという話をときどき耳にしますが、このような経験のある人は、片頭痛持ちである可能性が高いと思われます。

最近の洗濯洗剤には、漂白剤や蛍光剤が混ぜ込んであるものが多く、洗濯物が異様に白かったり、鮮やかな色に仕上がることが多くあります。

洗濯物を干す日はたいてい晴天ですから、陽の光も強く、洗濯物を干そうと上を見上げた瞬間に、まぶしさが脳の視覚野を一気に刺激します。

その結果、脳の興奮症状としてのめまいや頭痛が起こり、ひどい場合には、脳が一時的にストップして、意識を失ってしまうこともあるのです。

回避法としては、必ずサングラスをかけてから、ベランダに出ることをおすすめします。やや奇異な光景かもしれませんが、大切な自己防衛手段なのです。

洗濯洗剤を購入する際は、漂白剤や蛍光剤にも注意を

COLUMN

健康診断の日は注意が必要

社会人なら誰もが、年に一度は義務付けられている健康診断。

自分の健康状態を客観的にチェックできるいい機会なのですが、じつは、この健康診断の日は、頭痛持ちの人にとっては、片頭痛が必ずと言ってもいいほど起こりやすい、要注意の日なのです。

前日の夜の9時くらいから絶食しなくてはならず、もちろん当日も朝食抜きの空腹状態で病院へ行きます。

そして、採血され、胃のバリウム検査をし、レントゲン、心電図などなど、何か大きな異常でも見つかるのではないかと心配しながらの検診が続きます。

そして、昼くらいにやっと終了し、ホッとしたとたんに、ひどい頭痛に見舞われ、そのまま病院でお世話になる羽目になってしまった……という経験をしたことはないでしょうか？

健康診断の当日は、空腹によって血糖値がかなり低下した状態のため、脳血管が緩みがちで、すでに片頭痛が起こりやすい状況が整っているのですが、検査中は緊張のあまり、緩もうとする血管がキュッと締まり、頭痛が起こるのを防いでいます。

ところが、検査が終わってホッとしたとたんに緊張の糸が切れ、一気に血管が広がって、ひどい頭痛に見舞われるのです。

では、このような状況を防ぐためには、どうすればいいでしょうか？

本当は、当日の朝に甘いジュースや微糖の缶コーヒーを飲んでおくといいのですが、胃の中に水分を入れてしまうとバリウム検査に支障をきたしてしまうため、再度、検診を受けることになってしまいます。

そこで、あまり声を大にしては言えないのですが、当日の朝、もしくは検査の合間に、飴玉を1～2個なめて、血糖値を少し上昇させておけば、脳血管が異常に広がるのを防いでくれるので、おすすめです。

採血結果で、血糖値が少し高めになるかもしれませんが、検診後にひどい頭痛に見舞われることを考えれば、ベストな方法と言えるでしょう。

第4章

ファッション・美容の習慣

31

片

緊

春先は率先して半袖シャツを着て、日の光を浴びる

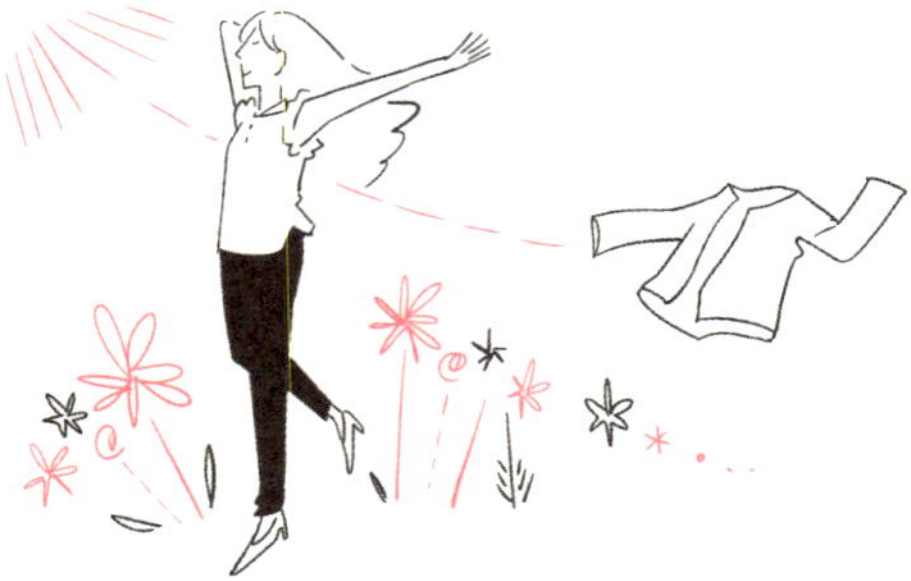

冬場に減少したセロトニンを、春先の半袖シャツで取り戻す

春先は、昼間はポカポカ陽気ですが、夜間は冬に逆戻りしたかのように、キュッと引き締まるような寒さに身を震わせる日々が続くことが多いものです。

したがって、この時期には、長袖シャツに薄手のセーターやカーディガンを羽織るような服装で過ごしがちですが、頭痛持ちの人は、この時期にこそ、日中は半袖シャツで肌を露出させた服装を心がけてほしいものです。

頭痛に関連している「セロトニン」という、脳の血管や神経細胞を安定させる物質の合成には、肌で受ける日の光が必要です。

しかし、春先はまだ日の光も淡く、地方によってはどんよりとした曇り空や降雪が続くため、肌の露出度が少なく、セロトニンが合成されにくいのです。

実際、脳内でのセロトニンの減少から起こるとされる「うつ病」の発症率は、冬場の日本海側の地方で増加する傾向にあると言われています。

生活習慣
飲食
住まい
服・美容
外出時
乗り物
クスリ

32

片
緊

アクセサリーは、さりげなくて高価な豪華一点主義で

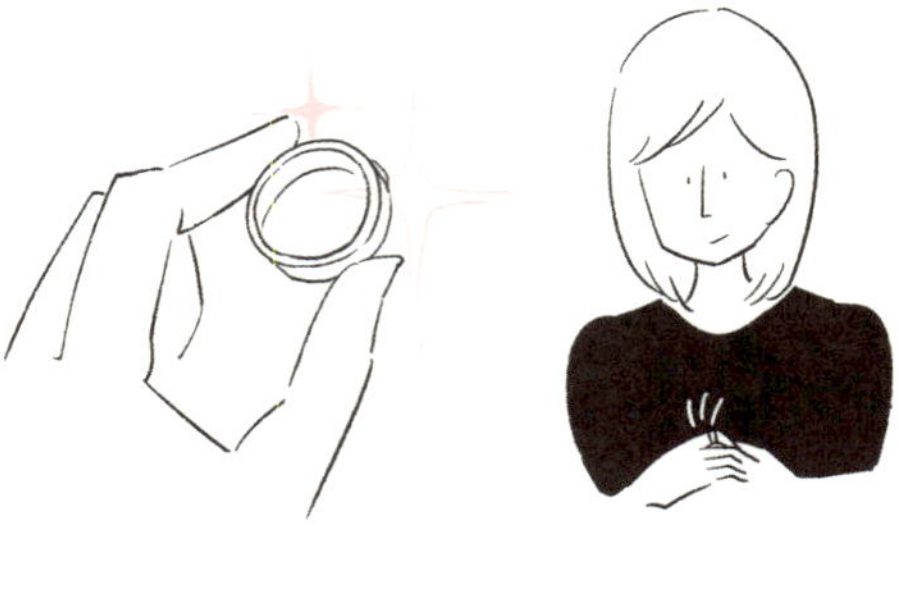

見た目も華やかな指輪やネックレスは、女性のあこがれかもしれませんが、度を超した輝きを放つヘビーなアクセサリーは肩もこりやすく、身に着けないほうが無難です。キラキラ、チラチラした輝きや、複雑な文様が脳を刺激し、頭痛を引き起こしかねません。

たしかに、このような派手なアクセサリーは人目を惹き、かつ身に着ける人をあでやかに飾り立てますが、自分の頭痛を悪化させるような視覚的に刺激の強いアクセサリー類は、他の頭痛持ちの人にも同様に心地よくないものであると認識すべきでしょう。

さりげないけれど、よく見ると高価なもの、といったくらいのアクセサリーがいいのです。「能ある鷹は爪を隠す」がごとく「頭痛ある女性は華を隠す」です。

アクセサリーを選ぶなら、豪華一点主義が好ましいといえます。

「頭痛ある女性は華を隠す」の気持ちを忘れずに

33

片
緊

「お尻少し載せ＋おへそ突き出し」の姿勢で座る

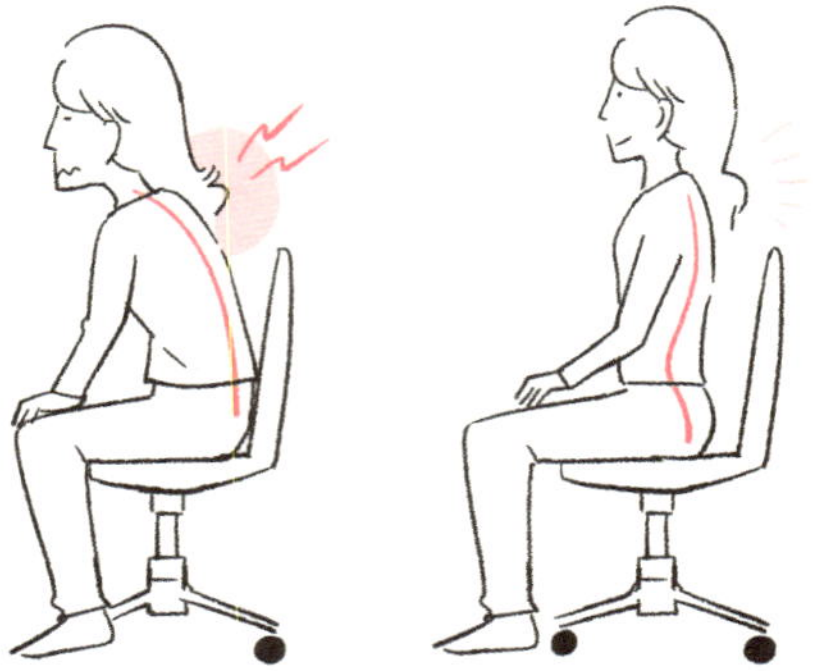

前かがみの悪い姿勢で椅子に長時間座っていると、首〜肩〜背中の筋肉群に負担がかかり、この負担が二次的に頸部の神経を介して三叉神経を刺激し、頭痛を引き起こすことがあります。

椅子には、軽くお尻を載せ、おへそを少し前に突き出すように座れば、頸椎〜腰椎の全脊椎の最も自然な湾曲が保たれます。背中と椅子の背もたれの間には隙間ができますが、小さな硬めのクッションを入れると安定するでしょう。

以前、某女優さんと対談した際に、私が椅子に深く座っているのを見て、「先生は座る姿勢が悪い」と忠告され、この「お尻少し載せ＋おへそ突き出し」スタイルを伝授されました。女優さんの美しさの秘訣を知った思いがしました。

以来、私も診察中はこのスタイルを保っていますし、しばしば夜間に悩まされていた腰痛も、この姿勢のおかげで消え去りました。

いい姿勢で座ることも、頭痛予防のひとつだと認識すべき

34

片

緊

ポニーテールや三つ編みは頭痛を悪化させる

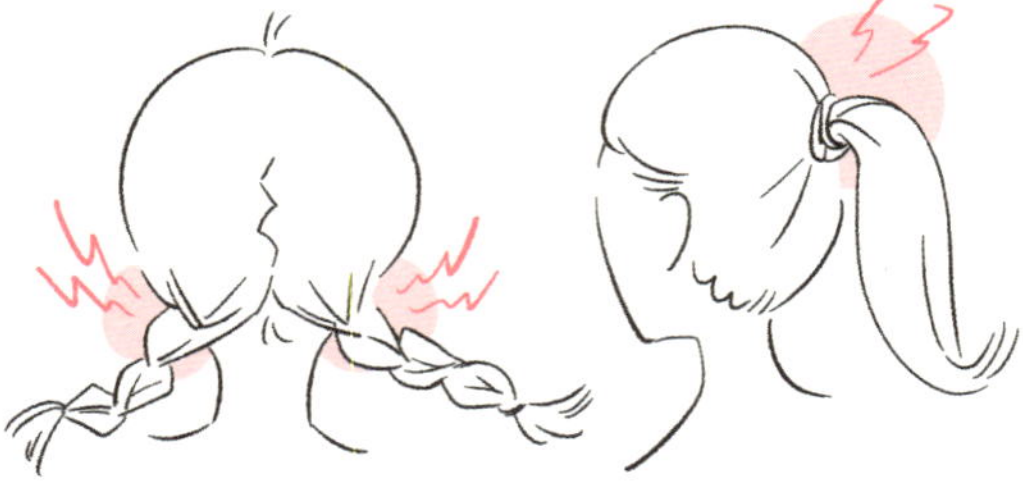

頭痛持ちの女性たちが「頭痛が悪化するのでつらい」と、口をそろえて嫌がるのが、髪を強く束ねるポニーテールや三つ編み、といった髪型です。

頭皮は、三叉神経や後頭神経（こうとうしんけい）といった感覚神経に支配されているのですが、こうした髪型は頭皮を過剰に引っ張り続けるため、これらの知覚神経が刺激され、この刺激情報が大脳に伝えられて、頭痛が起こってしまうのです。

こうした髪型が原因で起こる頭痛のことを、欧米では「ポニーテール頭痛（pony tail headache）」と呼んでいるほどです。

航空会社の女性キャビンアテンダント（CA）は、衛生上からも、髪を強く束ねる「夜会巻き」の髪型が多いのですが、これは頭痛持ちのCAにはつらいようです。とくにフライト中は、機内の気圧がやや低下していることで、脳の血管が緩みがちになっていることも、頭痛に拍車をかけているものと思われます。

頭痛の起こりやすい日は、髪を引っ張るような髪型はやめる

35

片

緊

派手な色の服や市松模様の服は着ないように

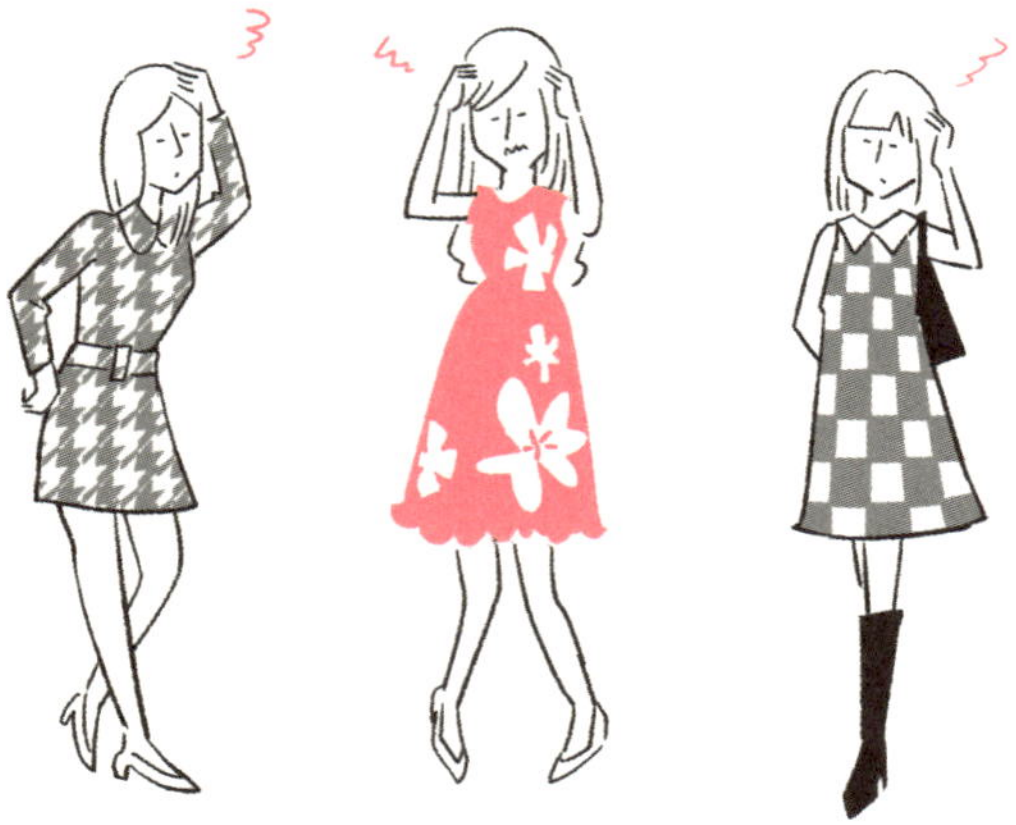

黒系や淡い色合いのシンプルな柄の服がおすすめ

過敏な脳の持ち主である片頭痛の人たちは、視覚的に刺激を与える、真紅や黄色もしくは蛍光色といった色合いの服装を、自然と避けがちです。

強烈な色が、脳の後頭葉にあるスクリーンを刺激して、頭痛を引き起こしやすくするためで、みなさん、黒系や淡い色の落ち着いた服装を好みがちです。

また、脳の後頭葉は、白色と黒色のコントラストに過敏に反応することが知られており、市松模様や千鳥格子といった柄の服も、着ないほうが無難です。

2020年の東京オリンピック+パラリンピックの意匠が、混迷の末に市松模様のものに決定しましたが、この市松模様にも刺激を受けて、片頭痛を起こす患者さんが少なからずいるようです。

大会関係者の間でも、片頭痛持ちの選手を心配する声があるようです。しかも、開催は盛夏の8月初旬。ただでさえ片頭痛持ちには苦手な時期なのですが……。

36

片

緊

パーティ会場では、壁際にたたずんで「壁の華」になる

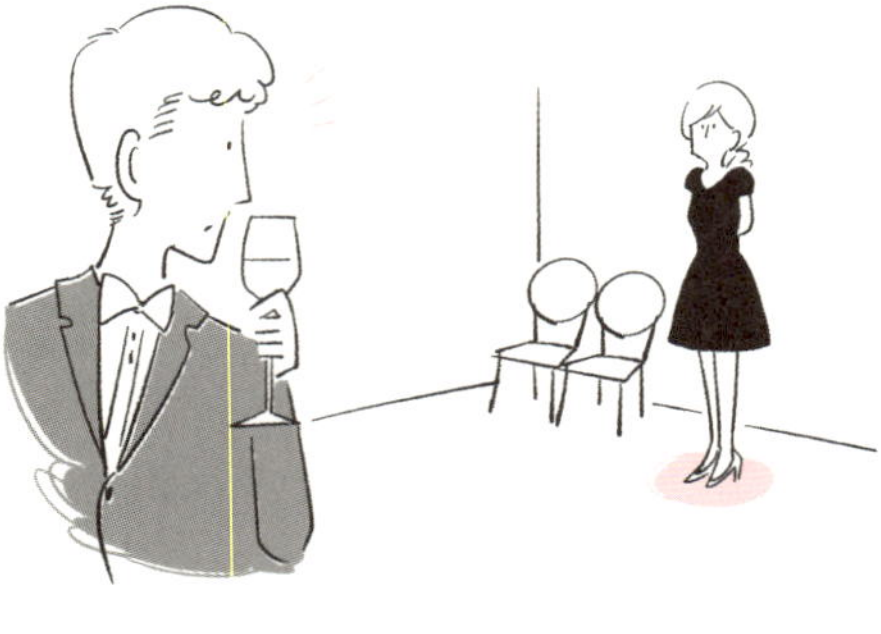

華やかなドレスを身にまとった男女が入り混じるパーティは、心がうきうきするようなハレの空間ですが、片頭痛持ちの人は注意が必要です。

ざわざわした話し声、ＢＧＭ、スポットライトなどが片頭痛持ちの脳に過剰な刺激を与え、頭痛を誘発する可能性が高くなります。また、閉ざされた空間ですから酸素も薄くなりがちで、脳血管が広がって頭痛が起こりやすくなります。

音と光と人混みを避けるため、パーティに出席した際の立ち位置は、壁際がおすすめです。そこに、黒系の無地のドレスを着て、さりげないアクセサリーを身に着けて、にこやかにたたずみましょう。

美人が多い頭痛持ちの女性は、あらゆる意味から「壁の華」が似合うのです。

当然、食べ物や飲み物にも注意が必要です。洋食系や中華系の料理は避け、できれば和食系の料理を選び、赤ワインは飲まないようにしましょう。

黒系のシックなドレスに さりげないアクセサリーを

37

片

緊

美容院にいる間は、飴玉をなめて血糖値を上げておく

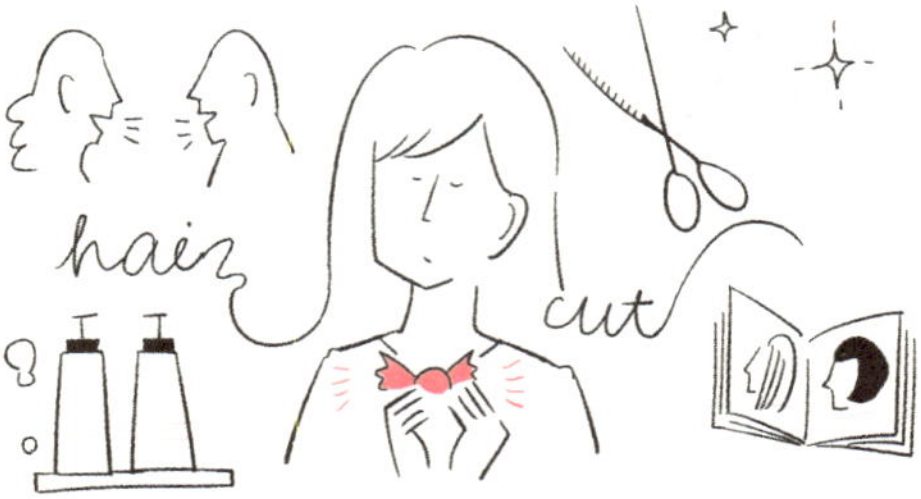

美意識の高い最近の若い女性にとって、美容院は月に一度は訪れる場所だと思いますが、片頭痛持ちの人にとっては、大変つらい場所のひとつなのです。

ハサミなどの刃物を扱うことから法律で照度が決まっているため、異常に明るい空間で、鏡が多いことも、明るさをアップしています。

シャンプーやリンス、ヘアスプレーの香りも微妙に入り混じります。

さらに、お客さんとスタッフの話し声が、あちこちからこだましています。

このように、美容院は、「光」「におい」「音」といった、片頭痛持ちの人が苦手な三つの要素が、すべてそろった空間だと言えるのです。

しかし、女性なら避けては通れない空間ですから、頭痛予防のための工夫が必要です。最も有効なのは飴玉です。飴玉をなめて血糖値を少し高めにすることで、脳の血管がキュッと締まり、異常に広がることを抑えてくれるのです。

美容院は、頭痛の大敵となる「光」「におい」「音」の刺激が満載

COLUMN

帯状疱疹ウイルスが頭痛に影響を与えることもある

子どもの頃に「水疱瘡（みずぼうそう）」にかかったことがある人も多いと思います。そして、完治したと思い込んでいる人がほとんどでしょう。ところが最近、この水疱瘡ウイルスは、大人になっても神経節という神経のサテライトに潜み続け、カラダが弱ったり、免疫力が低下してきた時に暴れ出すことがわかってきたのです。

水疱瘡ウイルスの正式名称は「水痘帯状疱疹（すいとうたいじょうほうしん）ウイルス」と言いますが、疱瘡（ほうそう）・疱疹という言葉のためか、実際に皮膚に皮疹が出ないと帯状疱疹の診断がなされないことが多いものです。

この皮疹が現れる1週間ぐらい前から、その神経の支配領域に引きつるような痛み、もしくは不定期に針で刺すような痛みが現れることが多くありますが、この痛みは、片側のみであって同時に両側には出ないことが、最大の特徴です。

頭部でも、この帯状疱疹ウイルスは関係しており、片側の後頭部の一か所や耳の穴が針で刺すように痛くなる後頭神経痛は、ほぼこのウイルスに原因があって、この時点でウイルスを落ち着かせる薬を飲めば痛みも治まり、皮疹も出ずに済むのです。

また、片側の眼の下がピクピクする「眼瞼（がんけん）けいれん」も、疲れ目が原因と言われがちですが、実際には、このウイルスが暴れ出して起こることが多く、1週間ほどけいれんが続いた後に、片側の顔面が麻痺（顔面神経麻痺）することもあるので、注意が必要です。

これらの症状が出ると、神経節内部のウイルスが暴れ出し、その情報が頭部感覚神経の三叉神経にも伝わって、片頭痛が悪化することもあります。

ごく近年、欧米で、片頭痛持ちの人は通常の人より発症率が高い、という報告がなされています。春先や秋口、また年末年始など、カラダが疲れがちな季節は、このウイルスが暴れやすい時期なので要注意です。さらに、カラダに帯状疱疹が出た際には、その部位の内臓に悪性腫瘍が潜んでいることもあります。

このウイルスが暴れ始めたら、カラダの危険信号であることが多いのです。

第 5 章

おでかけする時の習慣

38

片 緊

映画館では、キャラメル菓子で糖分を、コーラでカフェインを摂りながら

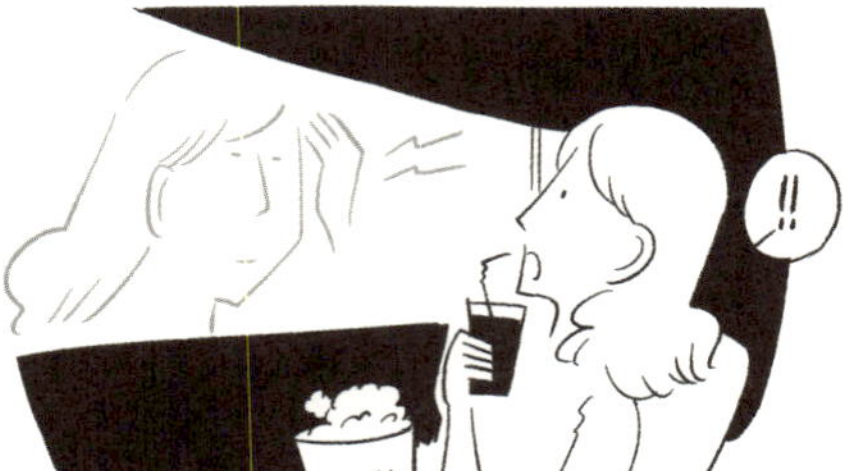

最近の映画は、ＣＧや３Ｄなど映像・音響技術の進歩が目覚ましく、視聴覚的に刺激的なものが流行りですが、頭痛持ちの過敏な脳にはよくありません。

また、映画館は完璧な閉鎖空間であるため、とくに満員状態では酸素も薄くなりがちで、これも脳の血管を緩め、頭痛とくに片頭痛が起こりやすいのです。

内容も、ホラーやＳＦやアクションなど、常に神経の高揚をあおるようなものでは、肩から頸部の筋肉を緊張させ、緊張型頭痛も起こりやすくなります。

映画館で映画を観る時は、せめて頭痛が起こりにくくなるように、売店でキャラメル菓子とコーラを買ってから席に着きましょう。

キャラメル菓子の糖分は脳の血管が異常に広がることを防いでくれますし、コーラのカフェインは、万が一、頭痛が起こった際に脳の血管のむくみを取って頭痛を抑えてくれます。

数か月後に発売されるＤＶＤで映画鑑賞する方法もある

39

片
緊

お花見や紅葉狩りの季節は、マイナス思考にも注意

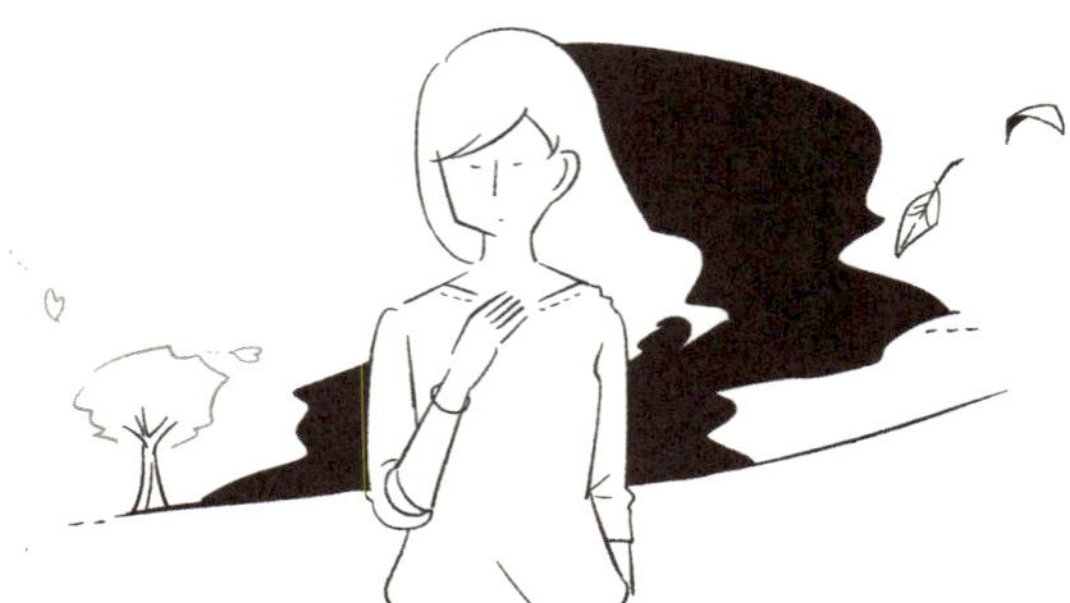

お花見や紅葉狩りの季節は、太陽の光が弱く、日中と夜間の温度差が大きいため、脳の血管内の血流量や神経内の神経伝達速度を調節するセロトニンという脳内物質が、通常よりも不安定になりがちです。

このため、片頭痛も、いつものズキンズキンとした痛みではなく、緊張型頭痛のようなダラダラとした締め付け感の強い頭痛や、頭がすっきりしない頭重感（ずじゅうかん）に見舞われることが多いのです。

さらに、これに伴って、気持ちもマイナス思考に陥りがちになり、**理由のないもの悲しさ**に捉われることが多くなります。

お花見や紅葉狩りに誘われたら、お付き合い程度ですまして早々に帰宅し、余計なことを考えず睡眠をよくとることを心がけましょう。

自分のことを大切に過ごせば、2〜3週間で元気を取り戻せます。

お花見や紅葉狩りに行ったら、早々に引き上げてよく寝ること

40

片
緊

スポーツをするなら、ゴルフやテニスよりランニングや水泳を

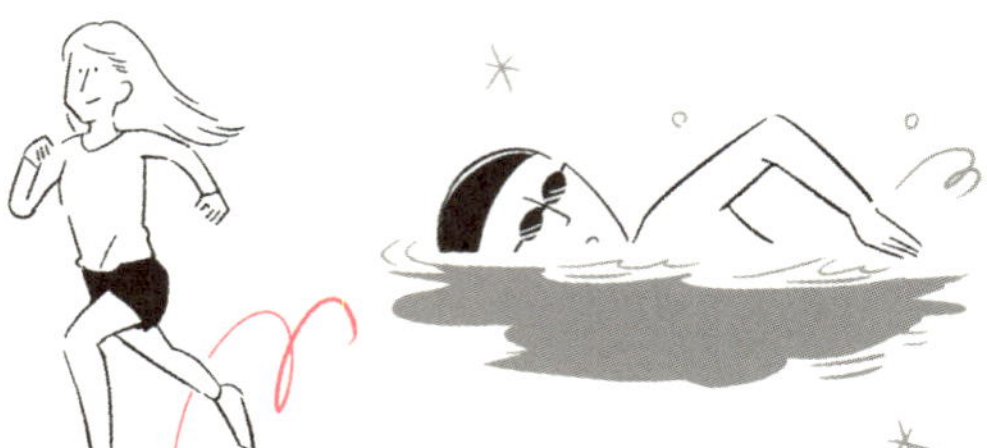

美容と健康のため、休日にゴルフやテニスなどを楽しむ女性が増えつつありますが、これらは、片頭痛持ちの人はなるべく避けたほうが無難なスポーツです。コース内やコート内を動くボールを目で追うことが、脳の視覚野を刺激し、片頭痛が起こりやすくなるのです。ましてや、天気のいい日であれば、太陽光による視覚的な刺激も加わり、頭痛に拍車をかけます。

それでも、プレー中は何とか持ちこたえられますが、終了後には、緊張状態で縮まっていた脳血管が安堵感から一気に広がり、頭痛に見舞われるのです。

サングラスや帽子を着用し、糖分の多いスポーツ飲料を補給しながら、プレーしましょう。休憩中も、他のプレーは見ず、眼を休めるようにしてください。

頭痛持ちの人におすすめのスポーツは、マイペースでできるランニングや水泳です。これらは、肩や背部の筋肉をほぐし、血行を促進させます。

頭痛予防には、マイペースでできるスポーツを

生活習慣
飲食
住まい
服・美容
外出時
乗り物
クスリ

41

片

緊

高い山に登る時は、サングラスと飴玉を忘れずに

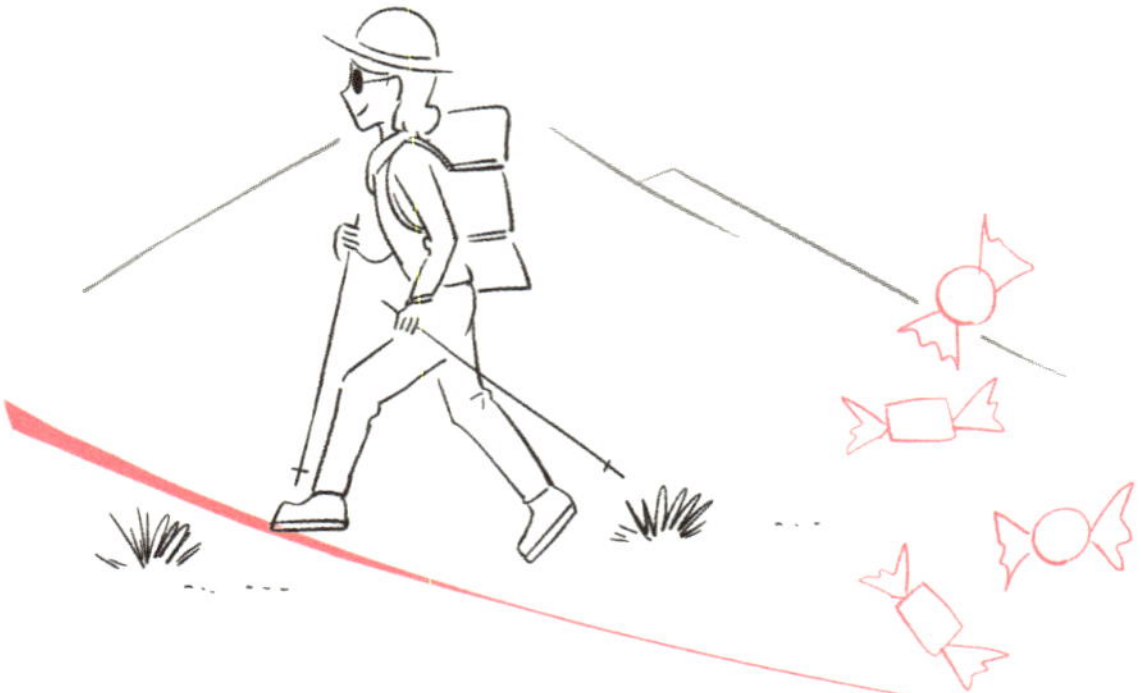

近年、富士山の世界遺産登録により、登山ブームに拍車がかかっているようです。しかし、富士山をはじめ標高の高い山への登山に不安を持つ頭痛持ちの人は多く、患者さんからも「大丈夫でしょうか？」と聞かれることがあります。

酸素濃度が薄く、気圧も低く、かつ天候や気温も急激に変化しやすい2000m以上の高山では、重い荷物を背負っていることもあって、脳血管や頸背部の筋肉群が影響を受けやすく、頭痛持ちの人はかなりの頻度で頭痛が起こります。富士山の7合目まで登って下山した患者さんもいました。

高山病の代表的な症状は頭痛で、ひどくなると意識障害で生命に危機を及ぼすこともありますが、高山病経験者には、そもそも頭痛持ちの人が多いようです。

「頭痛持ちだけど、どうしてもトライしたい」という人は、女性ならせめて月経前後や排卵日前後の頭痛の起こりやすい時期は避けてください。

酸素が薄く、気圧も低い高山は、脳血管が広がりやすい

42

片

緊

日差しが強い日は、サングラスをして横断歩道を見ないで歩く

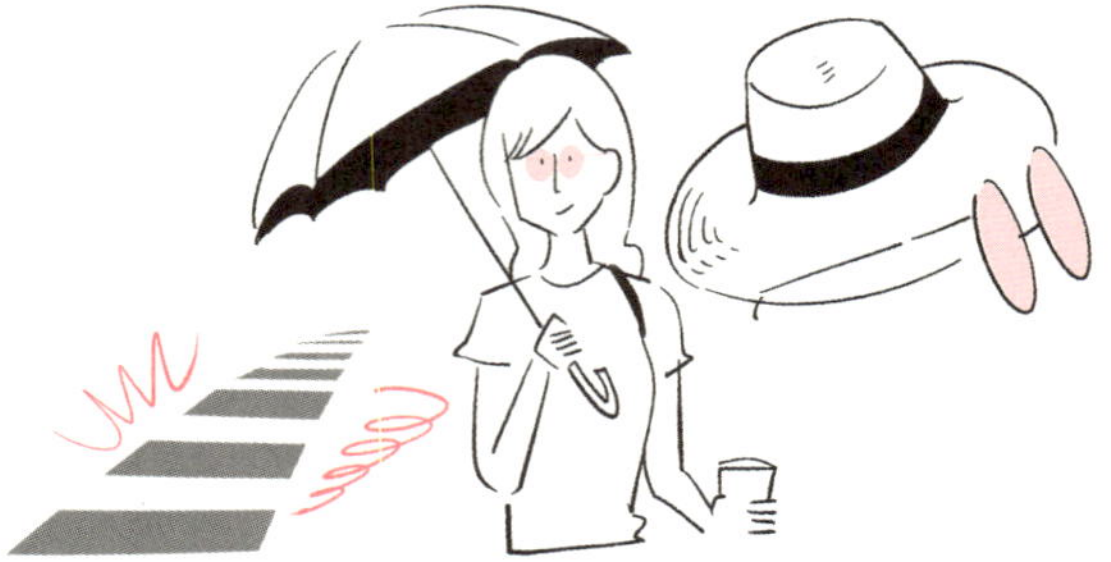

天気がいい日は、日傘を差したり帽子を被るだけでも、かなりの直射日光をカットすることができますが、サングラスは必携のアイテムです。ただ、外した時の光のコントラストによる刺激を避けるため、レンズは色の濃いものはやめ、薄い赤系のものが好ましいでしょう。また、横断歩道の白線の反射光が頭痛を引き起こすこともよくありますので、注意してください。

とはいえ、頭痛持ちの人が「頭痛予防にいい」とわかっていながらも、何となく帽子やサングラスを身に着けたくない時があります。じつは、こういう時こそ、「頭痛が来るぞ〜」の重要なサインなのです。

片頭痛の前兆として、脳の血管周囲のセンサーである三叉神経の大本のサテライトが、興奮信号を出し始めます。三叉神経は頭痛が起こりそうな時は敏感になるため、帽子の縁やサングラスのツルの違和感を敏感に察してしまうのです。

帽子をかぶりたくない時は、頭痛が始まる重要なサイン

43

片

緊

デパートの食品街や化粧品売り場には近づかないように

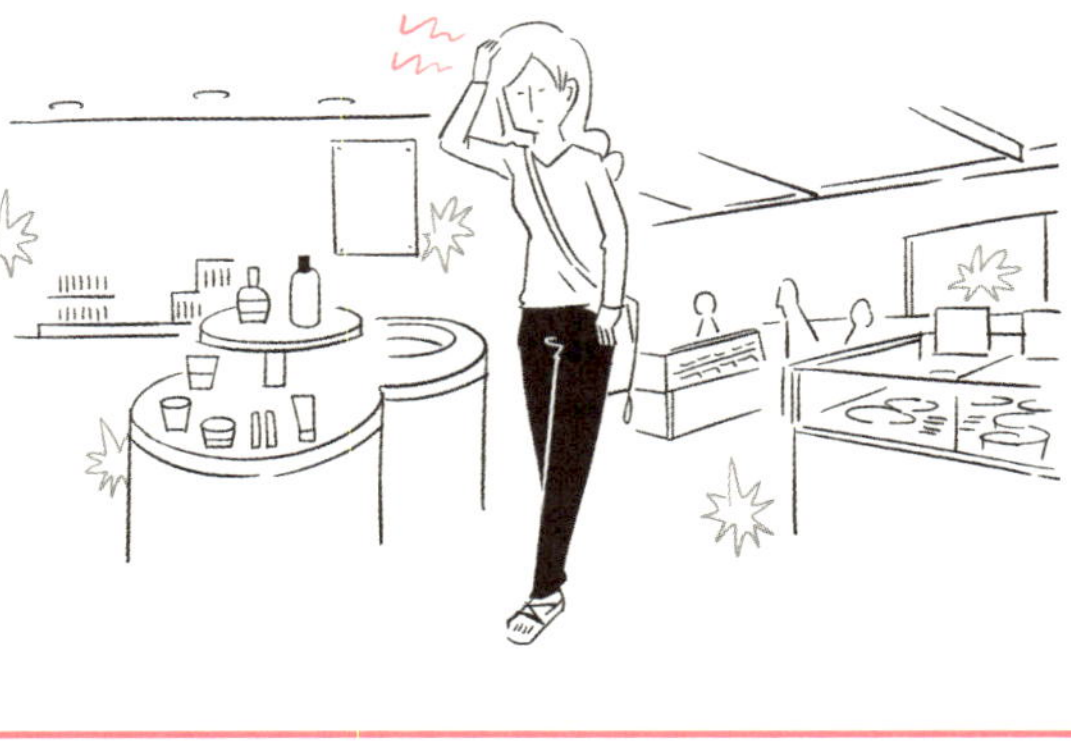

最近のデパ地下の食品街は大変な混雑ぶりですが、ほぼ閉鎖空間に近く、換気もあまりよくないため、酸素もやや薄く、息苦しささえ感じることがあります。また、いろいろな食品のにおいが入り混じり、店員と客の声が反響している空間で、「耐えられなくて、目的の買い物ができなかった」患者さんもいます。

化粧品や香水売り場が集中するデパートの一階も、片頭痛持ちには苦手な場所です。あたり一面に漂う強烈な混在した香りが脳を刺激し、かつ顔色をよく見せるための必要以上に明るい照明なども、頭痛を誘発する要素になります。

小学生の頃から診察していたある片頭痛持ちの患者さんは、某大手デパートに就職が決まったのですが、一階の化粧品売り場に配属されたとたん、しばらく落ち着いていた頭痛が一気に悪化してしまいました。そこで、私の診断書を携え、紳士服売り場に配置転換された後は、頭痛が嘘のように落ち着いたのでした。

デパ地下で買い物するなら、空いている時間帯に行く

44

片

緊

海やプールへ行く時は、冷却枕と微糖の缶コーヒーを

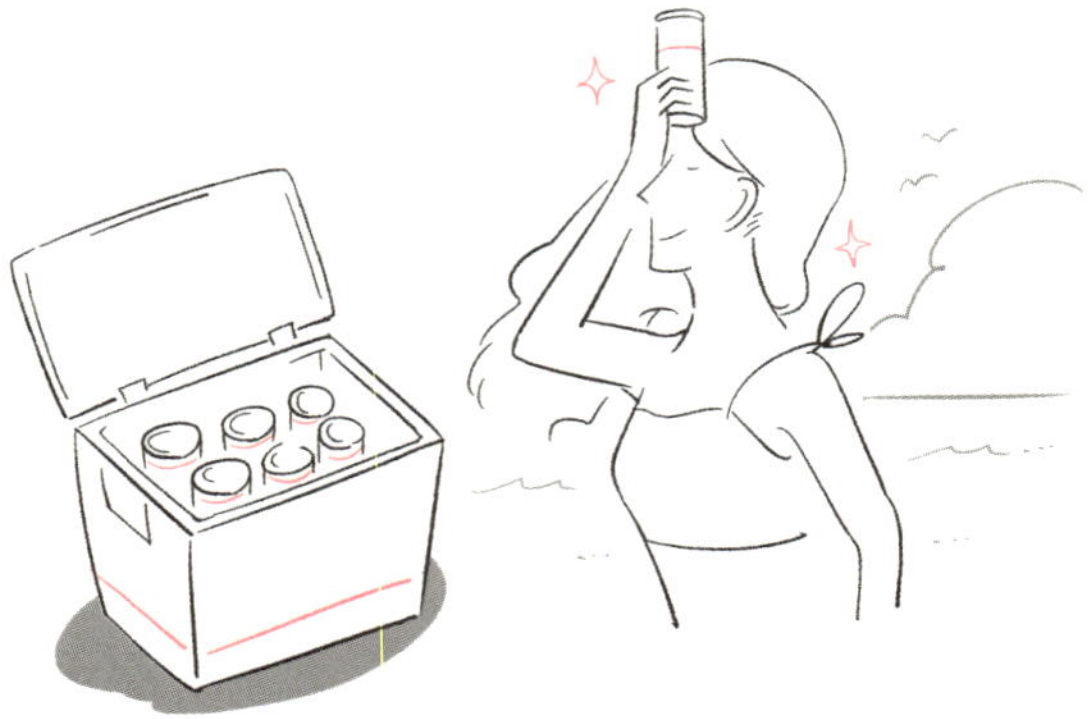

夏休みになると、「子どもをプールに連れて行かなければならないから我慢しなきゃ」と言うお母さんや、「彼氏に海に誘われたから行ってしまったが、案の定、頭痛が起こって台無しだった」と言う若い女性の声をよく聞きます。

頭痛を回避するためには、サングラスと日傘は必須アイテムですが、さらなる頭痛防止アイテムとして、頭痛で広がった頭の血管を縮めるため、クーラーボックスに冷却枕や冷えた微糖の缶コーヒーを用意しておきましょう。

頭が痛くなり始めたら、冷却枕か缶コーヒーを痛い箇所に軽く押し当てることで、その皮下の広がった血管が圧迫され、血流が低下すると同時に、冷たさで血管が縮みがちになるため、頭痛がやわらぐのです。

そして、痛みが治まってきたら、一気に缶コーヒーを飲みましょう。カフェインと微糖により、脳血管のむくみも取れて、頭痛も治まるでしょう。

夏のお出かけには、クーラーボックスも必須

45

片

緊

運動会や試合観戦は、お菓子を食べたり缶コーヒーを飲みながら

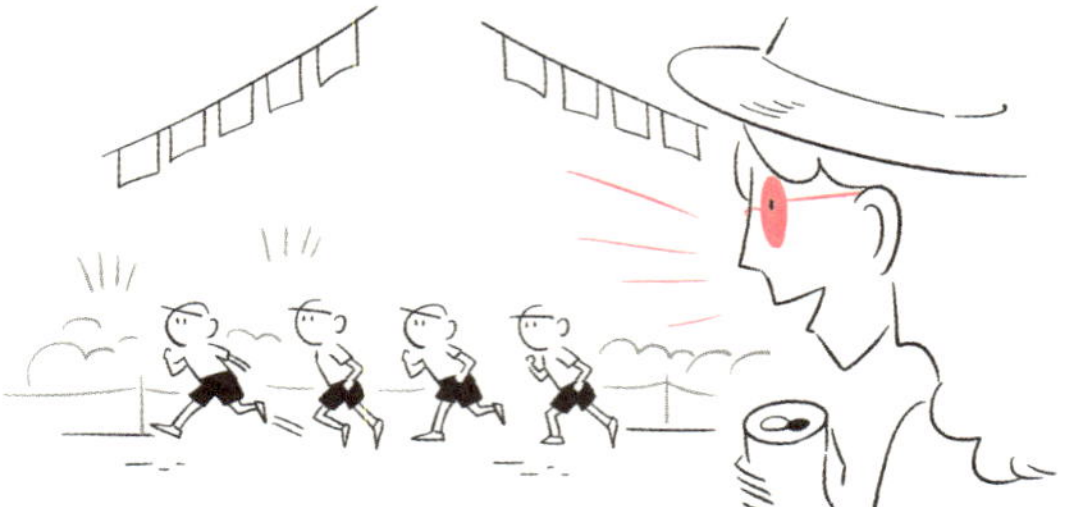

子どもの運動会やサッカーや野球の試合の当日。お母さんたちは、早朝からお弁当作りに精を出し、日中は、大声を張り上げて、子どもの応援をします。

ところが、夜になると、片頭痛持ちのお母さんはたいてい、ひどい頭痛で寝込んでしまうことになるのです。

早朝から気を張り詰めた状態が続くため、脳血管はさほど緩みませんし、黄色い声を張り上げての応援中も交感神経が張り詰めて、広がろうとする脳血管にブレーキをかけた状態を保ちます。ところが、試合が終わってホッとしたとたんにブレーキがはずれ、一気に脳血管が緩みやすくなり、夜になって激しい頭痛に見舞われるのです。

試合観戦中は、甘いお菓子を食べたり、微糖の缶コーヒーを飲んだりして血糖値を上げ、カフェインでむくみを取るように心がけましょう。

天気がいい日なら、日よけ対策も忘れずに

46

片
緊

温泉に入る時は、水と甘味と塩分を摂ってから

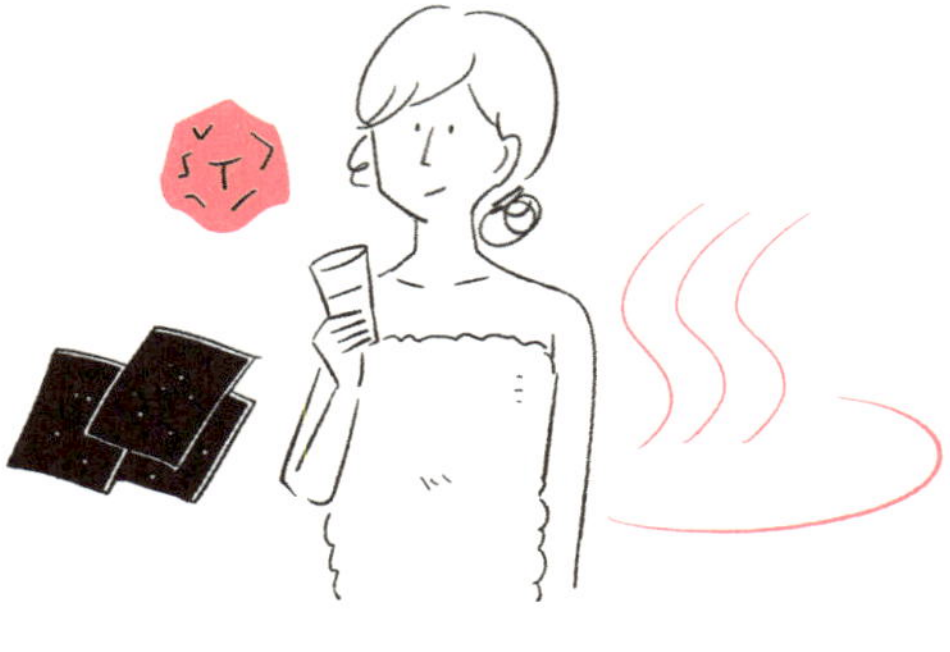

せっかく楽しみにしていた温泉旅行だったのに、具合が悪くなって寝込んでしまい台無しだった……頭痛持ちの人は、こうした状況に陥りやすいものです。

風呂上がりのビールと豪華な夕食を楽しみに、空腹状態で入浴することが多いものですが、入浴前に少し甘いものを摂っておけば、脳の血管が温泉の熱さで異常に広がることを防いでくれます。

とはいえ、あまり長く湯に浸かると、脱水状態から血圧が下がってカラダ中の血管が緩むため、脳の血管も緩みがちになって、頭痛が起こりやすくなります。

甘味とともに、入浴前後の水分補給も大切です。この際、梅干し一つ、塩昆布一枚に含まれるくらいの少量の塩分と一緒に水を飲むことがポイントです。

温泉の休憩所に昆布茶と梅干しが置いてあるのを見かけたことがあるかもしれませんが、あれにはそういう意味があるのです。

空腹で長湯するのも、頭痛が起こりやすくなる原因

47

片

緊

野外フェスやイベントでは、興奮しすぎないように

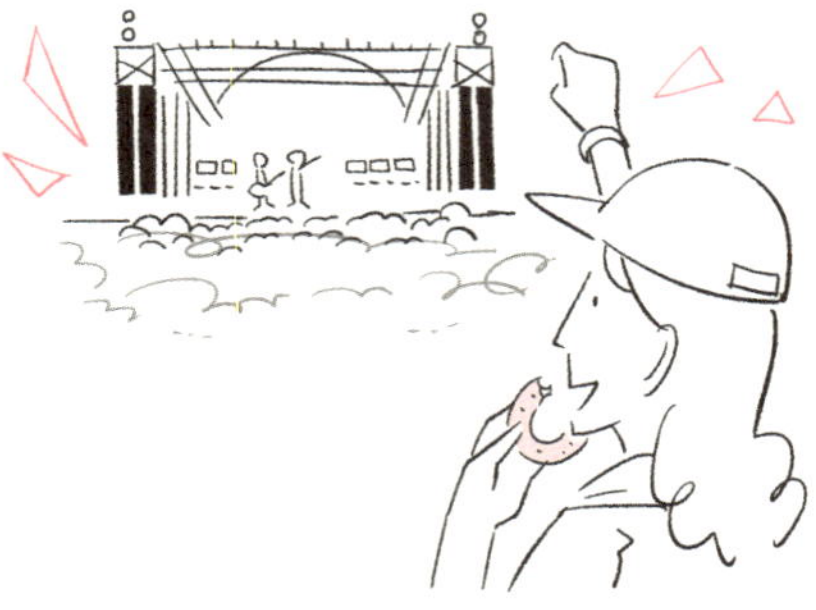

近年、夏場の野外フェス（コンサート）は大人気で、夏の風物詩とも言えるほどです。しかし、ここは、頭痛持ちにとっては注意しなければならない場所です。

熱い夏の夜、大音響とともにリズムに乗ってエキサイト。暑さで緩みがちな脳の血管も、コンサート中は興奮状態のためギュッと締まっていますが、終わった途端にホッとして一気に血管が広がり、ひどい頭痛に見舞われることがよくあります。この水面下の脳の興奮があまりに高まると、めまいを起こしたり、ひどい場合には失神してしまうこともあります。

また、年末のカウントダウンイベントも要注意です。新年を祝う花火の閃光と大音響で、一気に気持ちもなごみ、視覚的にも刺激され、脳の血管は緩まります。そして、その興奮状態のまま、明け方に帰って寝正月でもしようものなら、さらに血管は緩み、正月三が日は頭痛で寝込むことになりかねません。

夜通しのフェスやイベントはNG、アルコールを飲むのも厳禁

COLUMN

甲状腺機能異常が、頭痛を悪化させることがある

海産物を好んで摂る日本人には甲状腺疾患が多く、とくに女性の場合、その発症頻度は高いとされています。

これは、海産物に含まれるヨードの過剰摂取によることと、甲状腺機能異常が多くの場合、自己免疫性疾患であり、遺伝する傾向が強いことに関連しているのです。

免疫力は、一般的に女性のほうが男性よりも高く、これは、女性が妊娠して胎児を宿すためです。

ある意味、異物である胎児に対しての防御反応である自己免疫力が強くなるため、と想定されています。

頭痛持ちも、女性のほうが男性よりも圧倒的に多いため、この両方の疾患が合併することがあるのです。

いわゆる「バセドウ病」という甲状腺機能亢進症（こうしんしょう）の場合、代謝が亢進するため、カラダが常時走り続けているような状態になり、脈が速くなり、痩せてきたり、体温が上昇する、などの症状が表れます。

この状態に片頭痛が合併すると、1回の片頭痛発作時の脳の興奮性が増すため、激烈な片頭痛発作を起こすことが多いのです。

また、「橋本病」と言われる甲状腺機能低下症の場合は、逆に代謝が落ちるため、疲れやすかったり、体がむくんだり、血液中の総コレステロール値が異常に上昇したりすることが多くなります。

これに片頭痛が合併すると、ズキンズキンとした痛みが消えて、緊張型頭痛のようなどんよりした頭重感に変化することが多いのです。

これらの診断は、採血検査で甲状腺関係のホルモン値を測定することにより可能ですが、一度採血して異常がないからといって、油断してはなりません。

途中から発症するケースもしばしばあるので、家系に甲状腺疾患の人がいる場合には、前述のような症状の有無に注意しましょう。

第6章

乗り物に乗る時の習慣

48

片

緊

夜行・高速バスでは、車両の中間ぐらいの席に座る

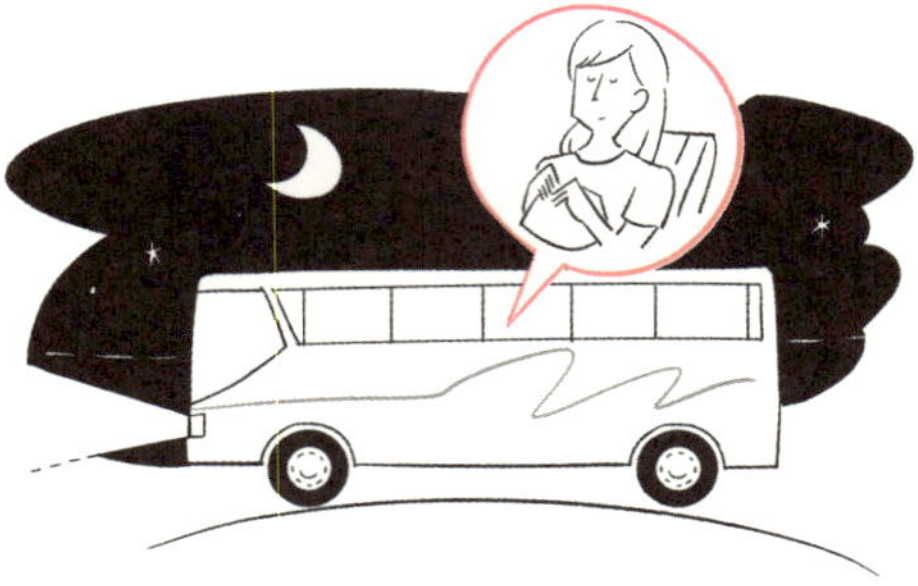

新幹線や飛行機に比べて安価な、夜行・高速バスを利用する若者が増えています。しかし、頭痛持ちの人は、その際の座席選びに注意が必要です。

景色のよい最前列は人気がありますが、フロントの大きな窓から見える対向車のヘッドライトや早朝に差し込む朝陽は、視覚的な刺激に弱い頭痛持ちの人は避けたほうが無難です。

かといって、ゆったりできる後部座席も安心できません。後部座席はほぼエンジンの真上に位置するため、エンジンからの微妙な振動が、過敏な頭痛持ちの脳に影響して、頭痛を引き起こしやすいのです。さらに、車両後部にあることが多いトイレのにおいにも過敏に反応し、頭痛が悪化する要因となります。

最適な座席は、前輪と後輪の中間ぐらいです。この位置はエンジン音や振動も比較的小さく、車体の揺れも少なく、肩もこらず、脳への刺激が少ないのです。

最前列や後部座席は、光や振動やにおいの刺激が大きい

49

片

緊

外装は原色、内装は真っ白のクルマには乗らない

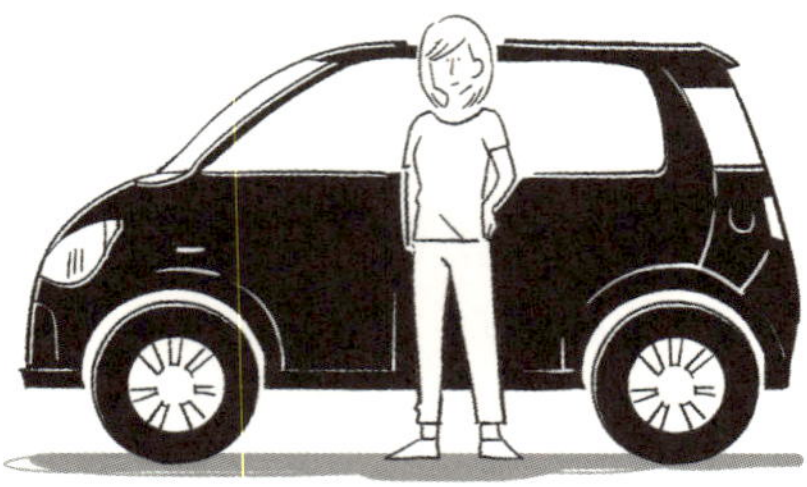

外装が黒系のクルマは、頭痛回避と経済性を兼ね備える

時おり見かける、ボディはあざやかな原色系、内装は真っ白といったクルマには私も心を惹かれますが、頭痛持ちの人は、そんなクルマに乗るたびに頭痛を引き起こしてしまうでしょう。

クルマは、頭痛回避のために、落ち着いた黒系を選ぶのがおすすめです。黒系の外装色であれば、ボンネットとアスファルトの色のコントラストも少なく、視覚的な刺激が弱いのです。逆に、ボディが真っ白や黄色、真紅などの原色系はコントラストが強くなるため、頭痛が悪化しやすいのです。

また、真っ白な内装は高級感が漂うものの、強い日差しのもとでは車内が異様に明るく、頭痛持ちの人にはつらいドライブとなりやすいのです。

ちなみに、黒系の外装色は車体のちょっとしたキズならわかりにくいため、部分補修で済むことが多いので経済的です。

50

片

緊

RV車は、運転はいいけれど、乗せてもらう時は後部座席に

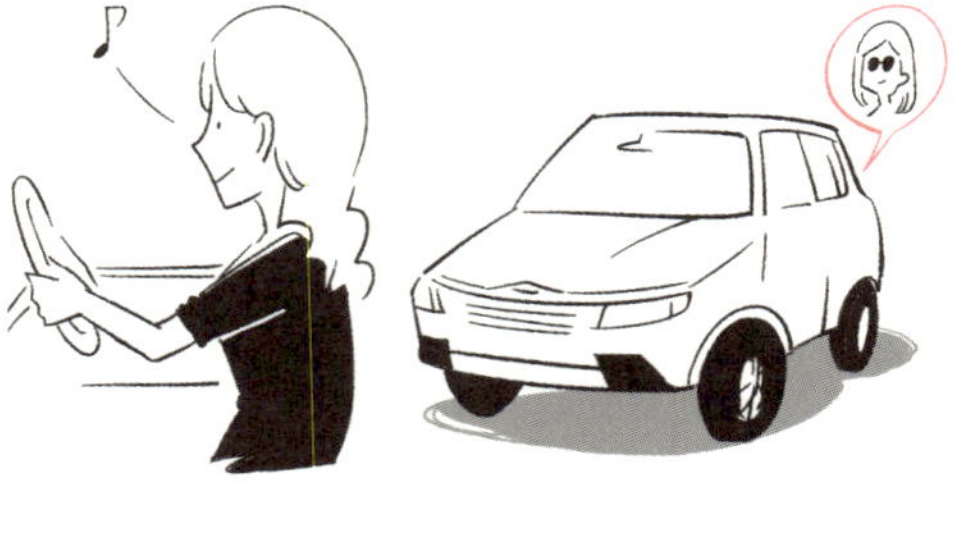

最近では、車高が高くて着座位置も見晴らしのいいRV（レクリエーショナル・ビークル）車が世界的に人気になりつつあります。

RV車は車高が高い分、重心も高くなるため、揺れの振幅が大きくなり、頭痛持ちの人は車酔いしやすくなります。さらに、加速とスピードによって、移りゆく景色が視覚を刺激し、頭痛が起こりやすくなるのです。

しかし、このようなRV車でも、自らハンドルを握っている時は、あまり頭痛は起こらないものです。これは、運転に集中して緊張しているため、頭の血管がキュッと締まっているからで、肩はこっても頭痛までには至らないのです。

また、最近のテールランプはLED化されているため、夜間も明るく、瞬時に点滅するため、頭痛持ちにはたまったものではなく、関係省庁も対応に追われているようです。サングラスをして後部座席に座るのがいいかもしれません。

前を走るクルマのテールランプの点滅にも要注意

51

片

緊

新幹線に乗る時は、通路側の席に座るのがベスト

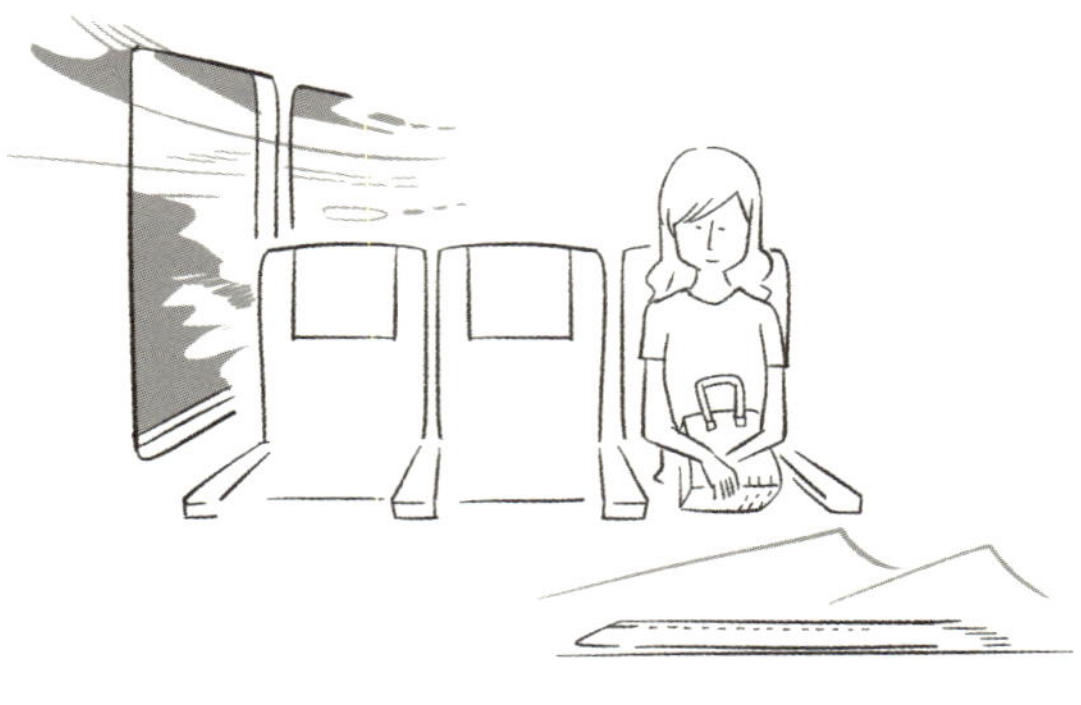

飛行機が主役だった北海道や九州や北陸まで、新幹線で行ける時代になりました。空港でのセキュリティチェックや荷物のチェックインなど面倒な手続きもないため、多少時間はかかっても、新幹線を利用する人は増加傾向にあります。

ただ、新幹線を利用する場合は、通路側の席に座るようにしましょう。

車窓からの移りゆく風景を楽しみたいと、窓際の席で一定間隔で飛ぶように過ぎて行く電柱をボーッと眺めていると、頭痛やめまいを引き起こしやすくなります。片頭痛持ちの人は、脳の後ろにある視覚野が過敏なため、一定周期の動きに過剰に反応しやすいのです。

また、新幹線同士がすれ違う際や高速でトンネルに入る際に、窓から受ける瞬間の圧力差が、一瞬の頭痛を引き起こすことがあります。どうしても窓際に座ることになった場合は、せめて外の景色を眺めないよう心がけましょう。

窓際の席は、景色の変化や圧力差がキケン

52

片
緊

飛行機や船に乗る時は、酔い止め薬と飴玉を忘れずに

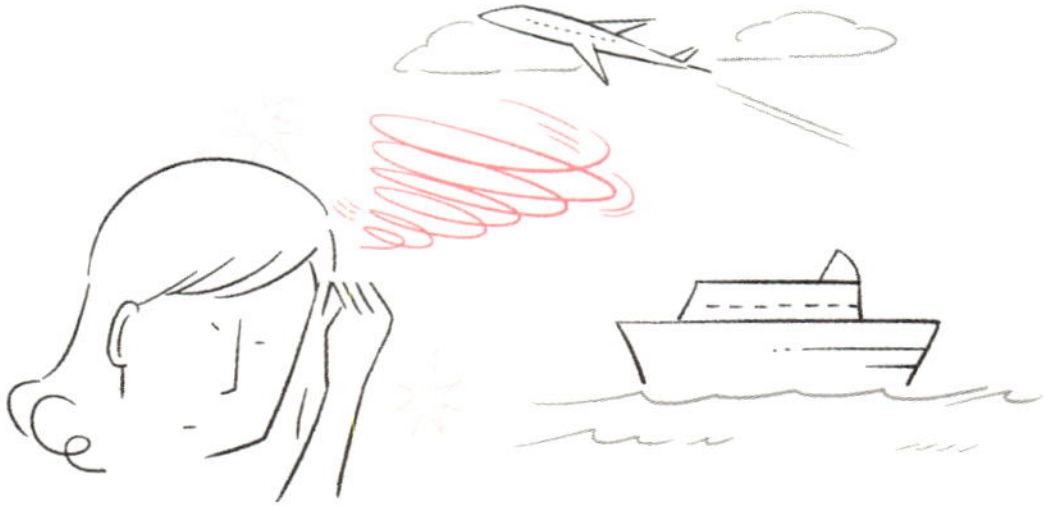

飛行機や船による旅は、陸地を離れてしまうため、頭痛予防のために万全の準備をしなければなりません。とくに航空機内は気圧がやや低くなるため、脳の血管が異常に広がりやすく、片頭痛を起こすことが多いのです。また、気流の状態が悪かったり、波が荒かったりする台風シーズンは、頭痛持ちの過敏な脳は通常よりも敏感に反応しがちなため、さらなる注意が必要です。

頭痛予防のために、酔い止め薬と飴玉は必携です。頭痛信号は大脳の根元にある脳幹部を通り、大脳へと波及していきますが、脳幹部にある嘔吐中枢を酔い止め薬でブロックしておけば、頭痛信号が大脳へと波及しにくくなります。また、飴玉を舐めて血糖値を上げておけば、脳の血管が広がりにくく、安定します。

機内や船内での飲酒も、脳の血管が広がりやすくなるため、激しい頭痛と嘔吐に苦しむ結果になりかねません。お酒は、目的地に着くまで我慢しましょう。

気圧の低下や波の揺れに 万全の準備が必要

COLUMN

不適切な頭痛との付き合い方は、厄介なめまいや耳鳴り（脳過敏症候群）に変わる

片頭痛を含め、頭痛の際には脳が異常な興奮状態に陥っていることが多く、このような興奮状態を長年にわたって何度も繰り返すことで、脳がちょっとしたことでも過敏に反応しやすい状態に陥ることがあります。

「片頭痛は歳をとったら治るから心配ない」と言われたことがある人もいると思います。たしかに、片頭痛の際には、脳の血管が異常に拡張し、血管周囲にあるセンサーの役目をしている三叉神経を刺激し、その刺激信号が大脳に送られ、頭痛の痛みとなるのですが、歳をとると脳の血管も動脈硬化によってやや硬くなり、若い時よりも広がりにくくなります。その結果として、センサーに入力される頭痛信号も減少し、痛みが起こりにくくなるのです。

しかし、それまで長年にわたって興奮状態を繰り返してきた脳ですから、少しの音や視覚的な刺激でも敏感に反応するようになり、厄介な耳鳴り（頭鳴（ずめい））やめ

まいが付きまとうようになることがあります。

この難治性の耳鳴りやめまいで耳鼻科を受診しても、良性のめまいやメニエール病もしくは突発性難聴と診断されて血流改善剤やビタミンを処方されることが多く、再発を繰り返し、完治しないことが多いようです。

このような際には、過敏に反応しやすい脳の興奮性を抑える薬で、少しずつ興奮性を落としていくことで改善することが多いのです。

また、少しのことでも感情的になったり、脳の興奮度合いの強さから情報が脳に正常に入力されず、物覚えが悪くなるため、場合によっては認知症と誤認されてしまうこともあるのです。

こうした脳の過敏さから生じるさまざまな症状を、私どもは「脳過敏症候群」と命名し、片頭痛が経年性に変化した症状として国際的にも関心が高まっています。

頭痛は我慢したり、不適切な付き合い方を繰り返していると、歳をとってから、姿や形を変えて、厄介な症状となって現れることを認識しておきましょう。

第7章

クスリを服用する時の習慣

53

片

緊

緊は痛み始め、片は異常な空腹感、が服用タイミング

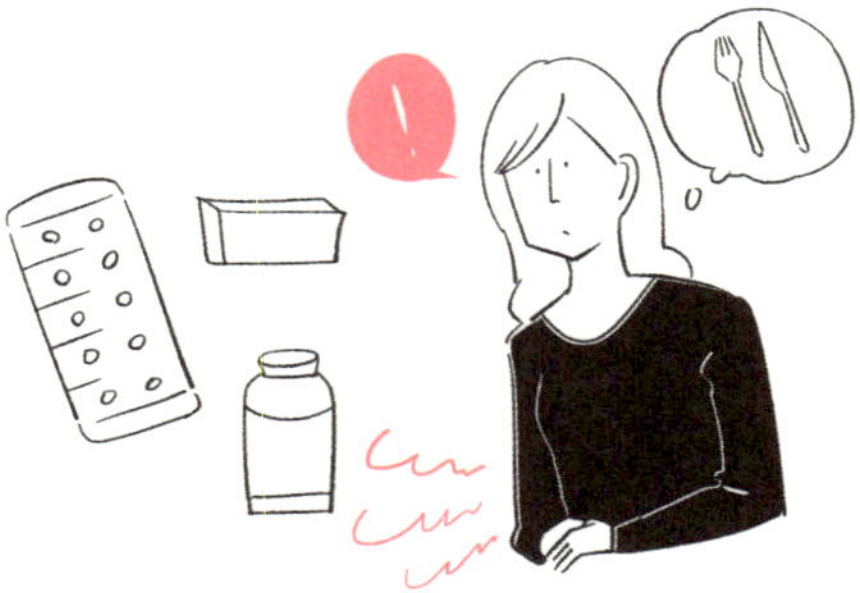

片頭痛の発作中は、痛みや吐き気から、そう簡単に医療機関を受診できるものではありません。したがって、手近な市販の頭痛薬を活用したいものです。

緊張型頭痛は、痛み始めたらすぐに頭痛薬を服用することで治まりますが、片頭痛の場合は、飲むタイミングを逃すと、服用しても嘔吐してしまい、2〜3日寝込むことになりかねません。したがって、予兆を把握することが大切です。

予兆としては、異常な空腹感や肩こり、生あくび、トイレに行く回数の減少、何となくカラダがむくんだ感じ、などがあります。異常な空腹感は、血糖値が低下して脳血管が広がりかけることから起こります。これが全身の血管に及んで、血管外に水分が漏れ出すことで体のむくみが生じ、トイレに行く回数が減ります。

また、三叉神経のサテライトからの頭痛信号が、脳幹部の下方にある横隔膜(おうかくまく)を支配する脳神経を刺激することで、生あくびが止まらなくなるのです。

予兆が出始めたら すぐに頭痛薬を飲む

54

片

緊

用法や用量を無視した服用は、重大な病気を引き起こすかも

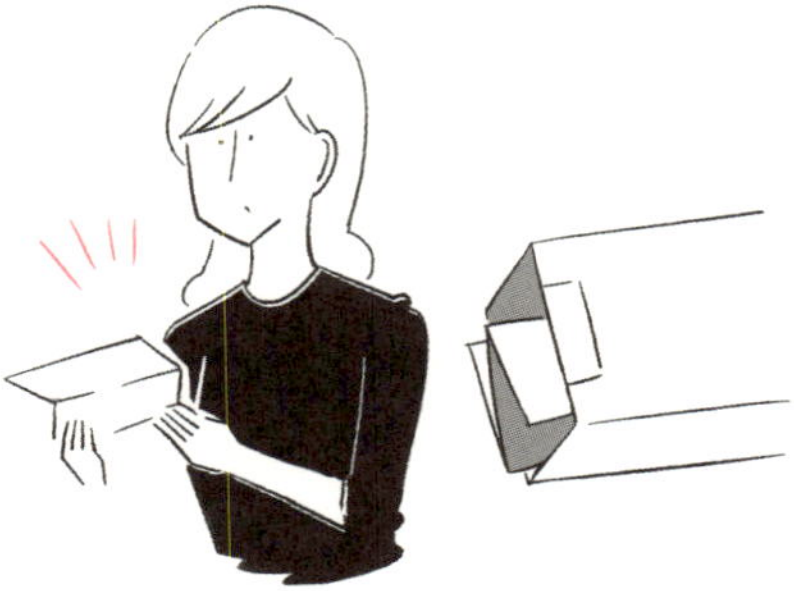

市販の頭痛薬は、服用過多に注意して

市販薬は安全だと思われがちですが、用法や用量を無視した使い方によって、思わぬ重大な病気を引き起こすことがあります。

酔い止め薬や（一部の）胃薬の乱用で、女性の場合は、乳汁を分泌させるプロラクチンというホルモンが過剰に分泌される結果、無月経になったり、妊娠していないのに母乳が出ることがあります。また高齢者の場合は、手が震えたり、動作がぎこちなくなるなど、パーキンソン病のような症状が出ることもあります。

頭痛薬の場合も、服用過多により消化管潰瘍（かいよう）ができたり、まれに長期連用によってパーキンソン病のような症状が出ることもあります。さらに、長年使い続けることで、痛みの水面下にある脳の過敏症状が強くなり、常時、脳がうずいて毎日頭が痛かったり、頭重感が付きまとったりします。また、歳をとっても脳の過敏状態だけが残り、厄介な耳鳴りやめまいに悩むこともあります。

55

片

緊

買う時は、成分の「単一」「複合」を見きわめて

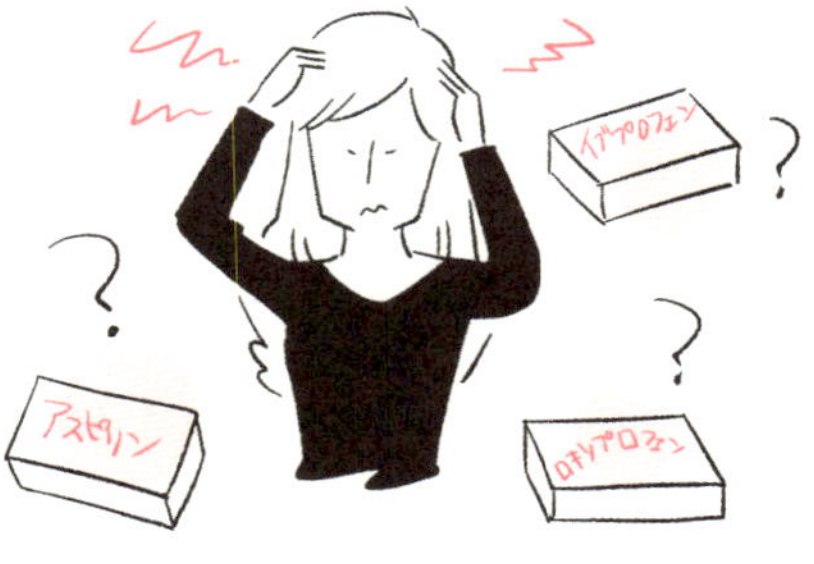

頭痛薬の使い始めは「単一成分」で効果を確認

頭痛薬を購入する時は、成分表示を確認して、「複合成分」ではなく「単一成分」のものから使い始めるのがいいでしょう。つまり、成分の種類によっては、使用過多になると効果が薄れたり、依存性が出たりするため、まずは、そのクスリの「単一成分」が自分の頭痛に有効かどうかを、確認することが大切なのです。頭痛薬では、アスピリンやイブプロフェン、ロキソプロフェンなどが、「単一成分」として知られています。

長年、医療機関で使われて実績のある成分が市販化されたものを「スイッチOTC（Over The Counter）医薬品」と呼びますが、「医療用医薬品から市販薬にスイッチされたOTC医薬品」という意味です。これらは、医師が処方する「医療用医薬品」とは異なり、薬局やドラッグストアでも買うことができますが、購入の際には薬剤師からの服薬指導が必要になります。

56

片

緊

「単一」が効かない、胃腸が不調、なら「複合」を

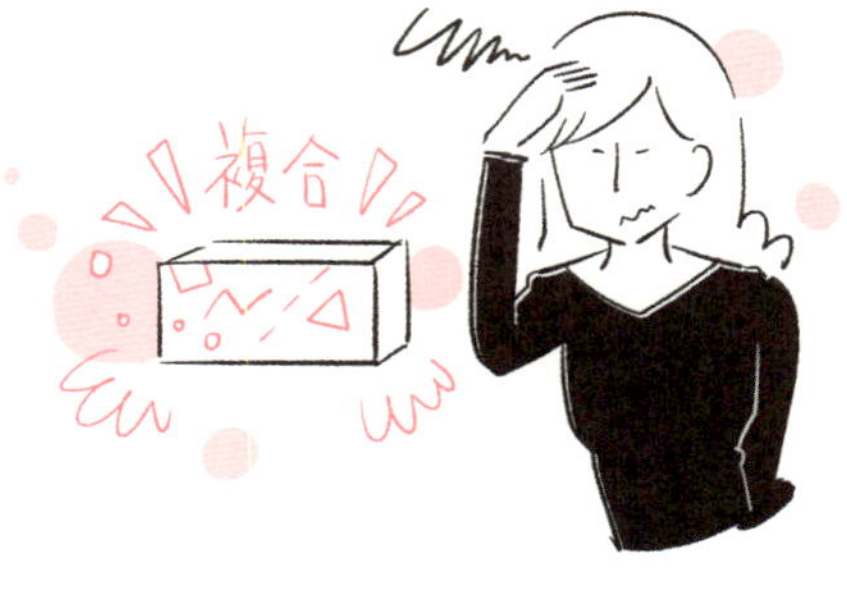

頭痛の症状に応じて、「複合成分」の頭痛薬を選ぶ

片頭痛が起こっている際には、吐き気などの胃腸症状によりクスリの有効成分の吸収が妨げられるため、「単一成分」の頭痛薬を服用しても効果が得られないことがあります。このような場合には、「複合成分」の頭痛薬がおすすめです。胃腸症状を和らげる成分を含んだ頭痛薬や、むくんだ脳の血管を改善して余剰な水分を排出させる利尿作用がある無水カフェインを含んだ頭痛薬もありますので、頭痛以外の症状もよく把握したうえで、活用するのも得策です。

ただし、「複合成分」の頭痛薬の中には、催眠成分が含まれているものもあり、眠気やだるさ、時には依存性が生じることが多いとされています。服用に際しては、運転や機械仕事を避けるなど、状況を選んで服用してください。

末永く、上手に活用しなければならない頭痛薬ですから、効果が薄れたり、服用頻度が増加しないよう、成分表示を確認して購入するよう心がけてください。

57

片
緊

クスリ選びで悩んだら、「お薬手帳」を見せて薬剤師に相談を

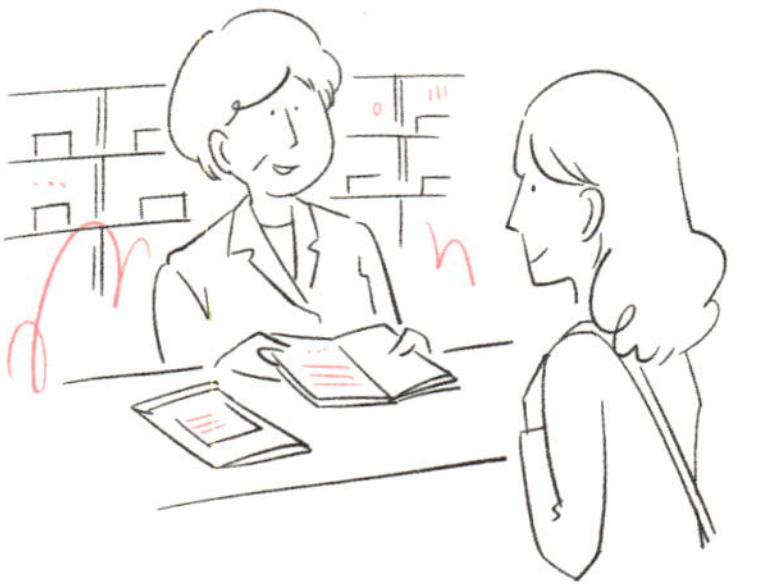

市販の頭痛薬には、棚から自由に選べるものと、薬剤師に銘柄を指定しなければ購入できないものがあります。

後者の場合は、薬剤師に、自分の頭痛の症状、これまでの薬剤履歴、さらには片頭痛持ちの人に合併が多いとされる気管支喘息やアレルギーなどの既往症についても話し、合併症が悪化しないようなクスリを選んでもらいましょう。

気管支喘息の既往がある人は、「アスピリン喘息」という言葉があるように、アスピリンを使い続けることで気管支喘息が悪化してしまうこともあります。

また、他の病気で医療機関を受診している人は、必ず薬剤師に「お薬手帳」をチェックしてもらいましょう。

薬剤師であれば、医師の処方薬を見てある程度その人の合併疾患を見極めることができるため、その疾患を悪化させないようなクスリを選んでくれます。

薬剤師には
薬剤履歴や既往症についても話す

58

片

緊

クスリの効果が薄れてきたら、病院へ行く

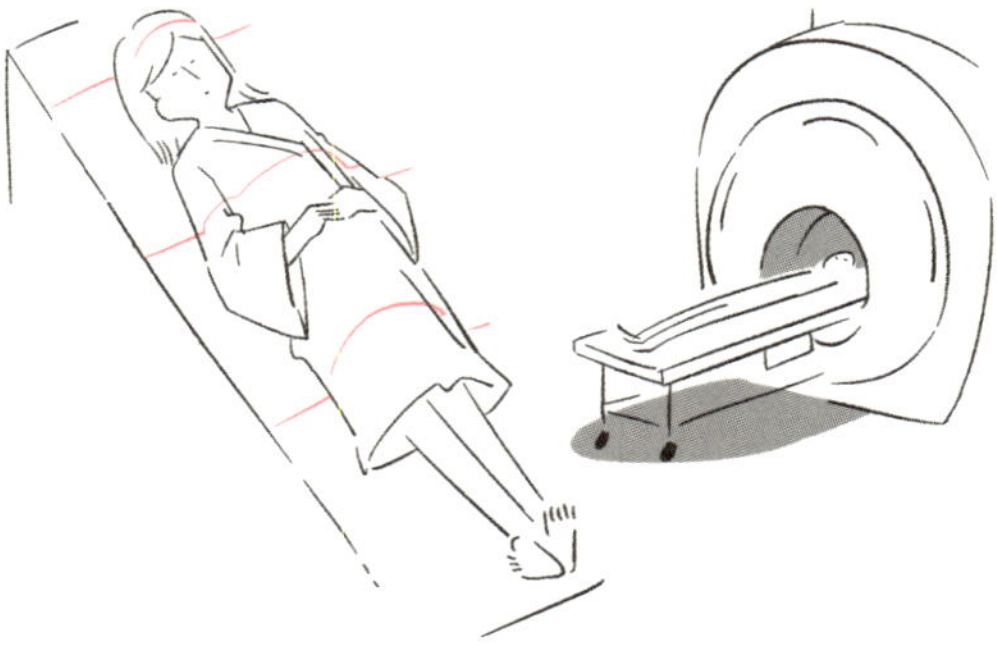

現代社会で活躍する頭痛持ちの女性たちはみなさん多忙ですから、頭痛がするからといって、すぐに医療機関を受診できるものではないでしょう。

しかし、明らかに用法・用量を無視した使い方になってきたり、クスリの効果が薄れたり、使用頻度が増えてきた際には、医療機関の受診をおすすめします。

脳に異常がないか、自分の頭痛のタイプは正しいのか、クスリの飲みすぎでかえって頭痛が悪化していないか、などを医師にチェックしてもらいましょう。

また毎日、早朝から頭痛と吐き気があり、それが日増しに強くなったり、突然の頭痛や発熱、半身の動きが悪い、半身のしびれなどの症状があれば、脳腫瘍、クモ膜下出血、髄膜炎、脳卒中による頭痛の可能性もあります。

このような際には、一刻も早く専門の医療機関で、頭部のCTスキャンやMRI検査を受けてください。365日、毎日起こる片頭痛はないのです。

「いつもと違う…」と思ったら、CTスキャンやMRI検査を

COLUMN

片側の後頭部が突然痛み出したらすぐにMRIを！

いつもの頭痛と違って、片側の後頭部が突然痛み出したり、肩から頸部にかけて痛くなったりすると、整形外科を受診する人が多いようです。そして病院では、頸部レントゲンを撮られ、「ストレートネックや椎間板ヘルニアが原因でしょう」と言われ、鎮痛薬を処方されるケースが多いようです。

しかし冷静に考えれば、ストレートネックや椎間板ヘルニアは突然生じるものではなく、突発性の頭痛の原因と考えるには、少し無理があるように思われます。

じつは、このような片側の突然の後頭部痛は、われわれ脳神経外科医からすれば、最も注意を要する危険な頭痛なのです。

こうした痛みは、「動脈解離（どうみゃくかいり）」によることが多いのです。

つまり、両側の頸椎の中を一対ずつ走行し、後頭部から脳内に入って合流し、小脳から脳幹部という生命中枢が集中する部位に至る「椎骨動脈」という血管の壁が解離を起こしているかもしれないのです。

「動脈解離」とは、簡単に言えば血管の怪我です。血管壁にキズが生じて、そこに血管壁の内部に圧力の強い動脈血が一気に流入することで、血管壁を壊してしまう恐ろしい症状なのです。

一般的には、心臓から出る大動脈の解離がよく知られています。突然の胸部痛や背部痛で発症し、解離して弱くなった大動脈が膨れ上がって動脈瘤を形成することが多く、重症の場合には動脈瘤が破裂して、突然死に至ることもあります。

椎骨動脈の動脈解離も同様で、解離して弱くなった部位が脳動脈瘤となり、放置することで突然破裂して、「クモ膜下出血」を発症することがあります。「以前、頭部MRIを撮った時に脳動脈瘤はなかったから」と油断してはいけません。動脈解離は予期なく突然起こるため、事前予防や予測が不可能なのです。

肩こりがひどいからと、整体マッサージで頸部に過度な外力を加えられた後や、スポーツで激しく頸部を痛めた後に、突然、片側の後頭部痛が現れた際には、この椎骨動脈の解離を起こしていることが多いのです。MRI装置などの検査設備が整った医療機関を即座に受診し、精査されることをおすすめします。

あとがき

　多忙のために、なかなか医療機関を受診する時間もなく、頭痛と闘いながら仕事や家事をこなしている頭痛持ちの女性は多いことでしょう。彼女たちに多い慢性頭痛のほとんどは「片頭痛」か「緊張型頭痛」のどちらかですが、時には、この二つの頭痛を併せ持っていることもあるのです。

「片頭痛」は、脳血管の異常な拡張が血管周囲のセンサーである三叉神経を刺激し、痛みとともにその水面下で脳の異常な興奮状態を起こす頭痛で、光や音やにおいに敏感になり、時には吐き気や嘔吐を伴います。一方、「緊張型頭痛」は、頸部や背部の筋肉の緊張による血行不良から起こると考えられています。

　しかし、ごく最近の研究では、緊張型頭痛も片頭痛と同じように、光や音過敏もしくは吐き気や嘔吐を伴うことがあるとされ、片頭痛ほどではないものの、やはり痛みの水面下で緩い脳の興奮状態が起こっているものと考えられています。

　したがって、片頭痛も緊張型頭痛も、ともに悪化させないためには、なるべく脳に刺激を与えないような生活習慣を心がける必要があるのです。また、片頭痛では、脳の血管を広げすぎない、血行をよくしすぎない食生活や生活習慣が必要ですが、こうした習慣を徹底しすぎると緊張型頭痛が悪化することもあります。したがって、本書ではまず、自分の頭痛のタイプを見極めていただき、それぞれの頭痛を悪化させないような生活上の注意点をわかりやすく解説しました。

また、シンプルな誌面構成、平易な文章、わかりやすい図解やイラストなど、読者のみなさんが読む際にも脳を刺激しすぎないよう、配慮しました。

書き上げてみると全58項目。これぐらいの注意点を守りつつ、市販の頭痛薬をうまく活用すれば、医療機関を受診することなく、頭痛に惑わされることのない社会生活や日常生活を送れることを期待しつつ、著者58歳の記念として発刊させていただく所存です。

2016年9月吉日

清水俊彦

［著者］
清水俊彦（しみず・としひこ）
東京女子医科大学大学院修了。医学博士。日本脳神経外科学会認定医。日本頭痛学会幹事、監事を歴任。現同学会認定指導医。東京女子医科大学脳神経外科（頭痛外来）客員教授。獨協医科大学神経内科学講座臨床准教授。
1日に平均約200人（月間6000人）の患者を診る頭痛治療の第一人者。TV番組「ガッテン！」(NHK)、「たけしの健康エンターテインメント！みんなの家庭の医学」(朝日放送)、「林修の今でしょ！講座」（テレビ朝日）などでも知られ、他の病院で治らない頭痛患者が全国から集まる。TV・雑誌等で精力的に頭痛解消の啓発を行うほか、慢性頭痛に悩む患者とその家族の会である「全国慢性頭痛友の会」の顧問も務めた。一般社団法人グリーフケアパートナー理事。
著書は、『頭痛女子のトリセツ』『Dr.クロワッサン 頭痛に負けない暮らし方』（ともにマガジンハウス）、『脳は悲鳴を上げている』（講談社＋α新書）ほか多数。

頭痛は消える。

2016年9月29日　第1刷発行

著　者――清水俊彦
発行所――ダイヤモンド社
〒150-8409　東京都渋谷区神宮前6-12-17
http://www.diamond.co.jp/
電話／03･5778･7227（編集）　03･5778･7240（販売）
装丁――――轡田昭彦＋坪井朋子
本文デザイン･DTP――ISSHIKI製作所
イラスト――えなみかなお（asterisk-agency）
編集協力――城所知子
校正――――ハーヴェスト
製作進行――ダイヤモンド・グラフィック社
印刷――――勇進印刷（本文）・慶昌堂印刷（カバー）
製本――――加藤製本
編集担当――平城好誠

ISBN 978-4-478-10078-3